아이의 언어·학습능력,

청각이 좌우한다

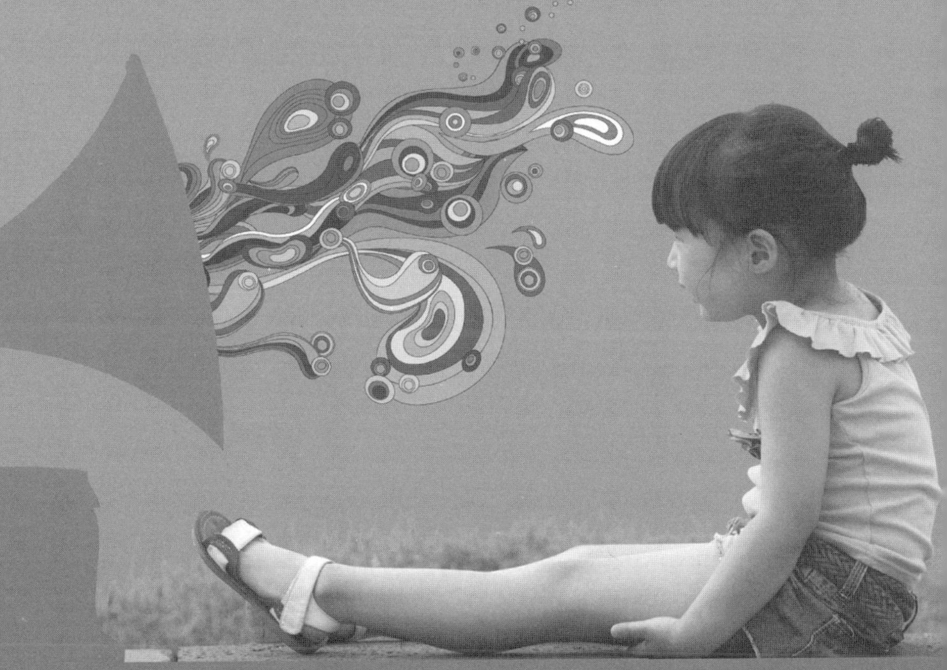

아이의 언어·학습능력,

청각이 좌우한다

송승일 지음

학습장애, ADHD, 언어장애의 새로운 해법 AIT

AIT(Auditory Integration Training)란
베라르 박사가 창안한 청각통합치료 프로그램으로 왜곡된 청각을 바로잡아
학습·언어장애, 우울증, 자폐증 등의 해결에 실마리를 제공하는 요법이다.

생각나눔

언어, 학습 혹은 행동에 심각한 문제를 지닌 어린이들 대부분은 우리와 다른 청각을 지니고 있다. 그 어린이들이 귀가 어두워서 소리를 잘 듣지 못한다는 것이 아니다.

이비인후과적인 문제가 없음에도, 발음이 부정확한 어린이들은 대체로 자음보다 모음이 크게 들리는 청각을 지니고 있다. 그 어린이들의 말을 유심히 들어보면 모음은 비교적 정확하다는 것을 알 수 있다(예, 코끼리→또띠리, 볼펜→봄뻰). 자음이 모음에 파묻혀 깨끗이 들리지 않는 것이 문제인 것이다.

또한, 오른쪽 귀와 왼쪽 귀의 청각이 서로 두드러지게 다른 경우에는 상대방의 말이 혼란스럽게 들리므로 언어 이해력이 떨어질 수밖에 없다. 아무리 지능이 높아도 깨끗하게 들리지 않는 소리를 정확히 이해할 수는 없기 때문이다.

자다가 '바스락' 소리만 나도 잠을 깨는 어린이를 보며 부모는 '우리 아이가 귀는 참 좋구나.'라고 생각한다. 그러나 그런 어린이들 대부분이 사람 목소리는 오히려 잘 듣지 못한다. TV를 볼 때에는 볼륨을 매우 크게 높이기도 한다. 밖의 자동차 소리, 옆집 수돗물 소리 등의 소음들이 우리보다 훨씬 크게 들리기 때문이다.

학습에 곤란을 겪는 어린이들 혹은 병원에서 ADHD(집중력/과잉행동장애) 진단을 받은 어린이들도 거의 예외 없이 사람 목소리보다는 주변 소음들에 민감한 청각을 지니고 있다. 수업시간에도 여러 가지 잡음들(책상 삐걱거리는 소리, 책장 넘기는 소리 등)에 의해 선생님 목소리가 덮여버리니 수업에 집중하기가 어렵다.

낮 동안 온갖 소음에 둘러싸여 있던 그 어린이들에게 밤이 되어 주변이 조용해지면 그때부터는 냉장고 소리, 옆집 TV 소리 등이 들리기 시작한다. 벌레 기어가는 소리가 들린다는 어린이들도 있다. 소리가 가져다주는 스트레스는 그들을 언제 터질지 모르는 시한폭탄 같은 존재로 만들어버리기도 한다.

난청(전체적으로 소리를 잘 듣지 못하는 증세)이 아니면서도 일반인들과 다른 방식으로 소리를 듣는 증세들을 통틀어 '청각왜곡'이라고 한다. 청각왜곡은 언어, 학습에 영향을 미칠 뿐 아니라 우울증, 불면증, 만성두통 등의 원인이 되기도 한다.

자녀가 언어발달이나 학습에 심각한 문제를 보이면 대부분의 부모들은 병원을 찾게 된다. 그리고 병원에서 실시하는 여러 종류의 검사들 중에는 청각검사도 포함된다. 그러나 그 청각검사는 난청 여부를 확인하는 것으로 그치기 때문에 과민한 청각, 좌우가 다른 청각 등의 청각왜곡은 발견되지 않는다. 문제의 근원인 청각을 건너뛴 채 다른 곳에서 원인을 찾고 있으니 올바른 진단이나 치료가 이루어질 수 없다.

청각왜곡의 심각성을 처음으로 주장한 사람은 프랑스 출신 이비인후과 전문의인 베라르 박사이다. 실제로 문제 어린이들의 청각을 검사해보면 그의 기본이론인 'Hearing Equals Behavior(청각대로 행동한다)'가 허구가 아님이 확인된다. 한 명당 보통 15분 정도 소요되는 베라르 방식의 청각검사는 보호자 입회하에 이루어지므로 부모가 직접 자녀의 청각상태를 확인할 수 있다.

청각왜곡을 바로잡기 위해서는 역시 베라르 박사에 의해 고안된 AIT(Auditory Integration Training)라는 치료가 행해지며 치료기간은 총 10일이다. 10일의 치료가 완료된 후 다시 한 번 처음과 동일한 방식의 청각검사를 통해 자녀의 청각 정상화 여부를 부모가 직접 확인하게 된다.

나는 1994년 베라르 박사로부터 AIT를 배워 온 이래 수많은 어린이들과 그 부모들을 만났다. 청각이 문제의 근원이었음을 비로소 확인하는 순간 부모들의 반응은 다양하다. 드디어 원인을 알았다고 기뻐하는 이들이 있는가 하면 그동안 해 왔던 각종 검사, 치료들에 분개하는 이들도 많다. "그동안 얼마나 힘들었니?" 하면서 자녀를 부둥켜안고 울음을 터뜨리는 이들도 있다. 그러나 그들의 공통된 의견은 '이 사실이 널리 알려져야 한다'는 것이다. 나는 그들의 뜻을 반영하여 이 책을 쓰기로 결심했다.

　이 책은 네 단원으로 구성되어 있다. 첫 단원은 청각에 관한 일반적인 사항들을, 둘째 단원은 청각왜곡으로 인해 나타날 수 있는 증세들을, 셋째 단원은 청각왜곡을 바로 잡기 위해 베라르 박사가 고안한 치료법인 AIT를, 그리고 마지막 단원은 내가 직접 겪은 사례들 중 일부를 소개하고 있다.

　나의 19년 경험이 녹아있는 이 책이 어둠 속에서 헤매던 이들에게 빛이 되기를 기대한다.

제가 AIT에 대해 처음으로 알게 된 것은 1991년도 3월호 리더스다이제스트(영어판)를 통해서였습니다.

1986년 2월 미국에서 산업공학 석사과정을 마친 이래 줄곧 미국에 본사를 둔 한 의료기 제조회사의 한국지사장으로 근무하던 저는 해외출장길에 공항에서 그 책을 구입하게 되었습니다. 비행기여행의 무료함을 달래기 위해 구입한 그 조그마한 책에서 'Fighting for George'라는 기사가 저의 관심을 끌었습니다. 미국 소녀 조지아나가 한 프랑스 의사로부터 AIT라는 치료를 받고 자폐증을 고치게 되었다는 것이 그 기사의 주된 내용이었습니다. 그러나 그 당시의 저는 자폐증(autism)이란 단어조차 생소할 정도로 그 방면에 문외한이었습니다. 자폐증 어린이를 한 번도 본 적이 없었던 저는 자폐증이 매우 희귀한 질환인 줄로 알고 지나쳤습니다.

1993년 가을, 서울로부터 분당으로 이사하며 새로 다니기 시작한 집 근처 교회에서 한 소년이 내 눈길을 끌었습니다. 그 일곱 살 소년은 헌칠

한 키에 빼어난 용모를 지니고 있었으나 말을 전혀 하지 않을 뿐 아니라, 간혹 양손을 맹렬히 팔딱거리고 이유 없이 귀를 막는 등 이해할 수 없는 행동을 하는 것이었습니다. 그 소년의 증세가 바로 자폐증임을 알게 된 저는 예전에 읽었던 그 기사를 떠올리게 되었습니다.

그러나 이미 2년 이상 지난 책을, 게다가 몇 년, 몇 월호인지도 기억나지 않는 상태에서 찾는다는 것은 쉬운 일이 아니었습니다. 1990년 후반에서 1991년 초반 사이에 발행된 것이라는 희미한 기억만으로 청계천의 중고서적 센터들을 뒤지던 저는 천신만고 끝에 그 책을 찾게 되었습니다.

곧바로 홍콩의 리더스다이제스트 아시아 사무국으로 전화한 저는 조지아나를 치료한 프랑스 의사인 베라르 박사의 주소를 알게 되었습니다. 그 소년의 부모로부터 이미 동의를 받아 놓은 저는 베라르 박사에게 그 자폐소년의 치료를 부탁할 계획이었습니다. 치료에 관한 세부사항들을 알기 위해 보낸 저의 편지에 대한 베라르 박사의 답장은 대략 다음과 같았습니다.

"저는 더 이상 치료를 하지 않습니다. 그 대신 저의 제자들이 세계 전역에 있으니 그들에게 치료를 부탁하십시오. 홍콩에도 두 명의 제자가 있으니 그들에게 문의하는 것이 좋겠습니다."

베라르 박사가 알려준 주소로 연락을 취한 저는 AIT 비용이 15,000 홍콩달러(당시 환율로 약 150만 원)이며 치료를 위해서는 2주가량 홍콩에 머물러야 함을 그들로부터 듣게 되었습니다. 항공료, 호텔비 등의 제반 비용까지 감안하면 막대한 지출이 예상되기는 했으나, AIT만으로 자폐증이 치료되는 줄 알고 있었던 저는 이 시도가 충분한 투자가치가 있다고 생각했습니다. 그러나 그 소년의 치료일정을 잡기 위해 동분서주하던 저에게 문득 이런 생각이 떠올랐습니다.

"여러 선진국들에서 이미 행해지고 있는 AIT가 아직 우리나라에는 보급되지 않았다. 그렇다면 내가 베라르 박사의 제자가 되어 우리나라에 AIT를 도입하면 어떨까?"

그 소년의 부모를 통해서 우리나라에도 많은 자폐 아동들이 있음을 들었기에 이 역시도 고려해볼 만한 일이라고 판단했기 때문이었습니다.

베라르 박사에게 저의 의향을 전하고 서둘러 교육 스케줄을 잡았습니다. 그에게서 AIT 교육을 받는 과정에서 저는 그가 자신의 멀어져 가던 귀를 살리기 위해서 AIT를 고안했으며, 자폐증뿐 아니라 우울증과 학습장애의 치료에도 큰 비중을 두고 있음을 알게 되었습니다. 자폐증은 매우 복잡한 질환으로써 AIT가 증세 완화에 도움을 주기는 하지만, 문제 자체를 완전히 해결하는 것이 아님도 그때 비로소 깨닫게 되었습니다.

교육과정을 마치고 AIT 치료사 자격을 취득한 저는 1994년 8월 귀국 즉시 집에 AIT 장치(오디오키네트론)를 설치한 후 약 4개월간에 걸쳐 이웃의 자폐 소년을 포함한 수십 명의 어린이들에게 시범적으로 AIT를 행했습니다. 그때 사용된 오디오키네트론은 제가 프랑스로부터 귀국할 당시에 휴대 반입한 것이었습니다.

그 당시에는 주변장치들(헤드폰, CD 플레이어 등)의 품질이 떨어지는 등 지금보다 여러 가지 면에서 여건이 열악했음에도, 대다수의 어린이들에게서 발음이 정확해지거나 소리에 대한 반응이 빨라지는 등의 뚜렷한 변화들이 관찰되었습니다. 제 이웃소년의 경우에도 AIT 종료와 거의 동시에 귀를 막는 행동이 완전히 사라졌으며, 표정도 매우 밝아져서 부모를 기쁘게 했습니다.

약 2년간 AIT와 직장생활을 병행하던 저는 10년가량 몸담았던 직장을 1996년 사직하며 AIT 전문기관인 베라르 연구소를 설립했습니다. 어려움을 겪는 어린이들과 그 부모들을 위한 이 중요한 일에 더욱 전념하기 위해서였습니다. 오랜 세월을 통해 축적된 지식과 경험으로 여러분을 돕고자 합니다.

감사합니다.

송승일

CONTENTS

　귀의 기능은 단순히 소리를 듣는 것에 그치지 않는다. 귀는 하루 24시간을 단 1초도 쉬지 않고 계속 뇌와 교류하며 뇌 활동을 주도해 나간다. 귀가 뇌에 미치는 영향이 워낙 지대하다 보니 청각검사만으로 그 사람의 성격적 특성, 학습능력 등을 판단하는 것도 그다지 어려운 일이 아니다.

　같은 이치로, 청각이 잘못됨으로 인해 받는 불이익 역시 우리의 상상을 초월한다. 주변 사람들은 물론, 본인조차도 인식하지 못하는 증세인 청각왜곡으로 인한 피해는 더욱 심각하다. 언어 및 학습에 곤란을 겪는 어린이들이나 우울증, 불면증 등에 시달리는 성인들 대부분이 결국은 청각왜곡의 피해자들이다. 우리의 인생을 좌우하는 중요한 요소인 청각에 대해 자세히 살펴보도록 한다.

1. 소리

소리의 대표적 두 가지 성질인 '주파수(높낮이)'와 '강도(크기)'에 대해 알아
본다.

1) 주파수

소리는 물체와 물체가 마찰하여 공기를 진동할 때 주로 발생하는데, 공
기를 구성하는 기체입자가 1초 동안 진동하는 횟수를 주파수라 하며,
이를 표시하는 데에는 헤르츠(Hz)라는 단위가 사용된다. 즉, 500헤르츠
라 하면 1초 동안에 공기의 기체입자가 500회 진동함을 의미한다. 그러
나 복잡하게 생각할 것 없이 굵고 낮은음일수록 주파수가 낮고, 가늘고
높은음일수록 주파수가 높다고 보면 대체로 무방하다.

주파수의 범위는 0에서 무한대까지이지만 일반적으로 20헤르츠에서
20,000헤르츠까지를 인간이 감지할 수 있는 주파수, 즉 가청(可聽)주파

수라고 한다. 20헤르츠 이하의 소리는 초저주파(infrasound), 20,000헤르츠 이상의 소리는 초음파(ultrasound)라고 칭한다. 나이가 들수록 고주파수의 가청영역이 좁아져 40~50대가 되면 대부분 12,000헤르츠 이상의 소리는 듣지 못한다. 즉, 그들에게 12,000헤르츠 이상의 주파수는 아무리 큰 소리로 나오더라도 전혀 들리지 않는 것이다.

중고등학생들 사이에 한때 12,000헤르츠 이상의 고주파수 휴대폰 벨소리가 유행한 적이 있다. 수업시간에 휴대폰 벨이 울리더라도 자신들에게는 들리지만, 선생님들에게는 들리지 않게 하기 위함이었는데, 이 역시도 나이가 들수록 고주파수의 가청영역이 좁아진다는 원리를 한 휴대폰 벨 소리 개발업체가 상술로 이용한 것이었다.

동물들은 20,000헤르츠 이상의 소리를 듣기도 하는데, 개를 부르는 호각, 초음파 곤충 퇴치기 등은 이 원리를 이용한 장치들이다. 개를 부르는 호각의 경우, 사람의 귀에는 들리지 않는 그 호각 소리를 개는 듣고 달려온다. 초음파 곤충 퇴치기 역시 사람은 그 소리를 듣지 못하므로 곤히 잠을 잘 수 있지만, 벼룩, 개미 등은 그 소리로 인해 접근하지 못한다.

몇 해 전 인도네시아에 쓰나미가 덮쳐 수많은 사람들이 희생됐을 때 동물들은 미리 대피하여 화를 면했다고 하여 화제가 된 적이 있다. 이 역시도 대규모 해일이 발생시키는 엄청난 굉음이 인간의 가청주파수 밖이었으므로 사람들은 듣지 못한 반면, 동물들은 이를 미리 감지했기 때문일 것이다.

초저주파는 사람 귀에는 들리지 않지만 창문을 흔들리게 할 수 있으며, 사람에게 왠지 모를 불쾌감을 주기도 한다. 코끼리들은 초저주파수의 소리를 사용하여 서로 교류한다고 알려져 있다.

가청주파수 가운데에서도 우리가 일상생활에서 접하는 소리들은 대체로 125~8,000헤르츠의 범주에 속한다. 〈도표 1-1〉에는 우리에게 친숙한 소리가 평균적으로 어떤 주파수대에 속하는지 요약되어 있다.

◆ 도표 1-1

125~750헤르츠	b, d, n 등의 단순자음 저주파물리치료기 치료음 성인 남자의 평상시 목소리
1,000~1,500헤르츠	a, e, o 등의 모음 성인 여자 혹은 어린이의 평상시 목소리 성인 남자의 격앙된 목소리
2,000~8,000헤르츠	ph, th, sh 등의 복합자음 아이들의 울음소리, 떠드는 소리 성인 여자의 격앙된 목소리 진공청소기, 헤어드라이어, 믹서 소리 심한 바람소리, 빗소리 화장실 물 내리는 소리 자동차 경적소리 자동차 급브레이크 소리 유리, 쇠를 자를 때 나는 소리

2) 강도

소리의 크기를 나타내는 단위로는 데시벨(dB)이 사용되는데 〈도표 1-2〉

와 〈도표 1-3〉은 우리가 일상에 접할 수 있는 환경들에서의 소리크기를 데시벨로 나타낸 것이다. - 아래 도표들은 한 TV 방송국에서 조사한 내용을 그대로 옮긴 것이다.

❖ 도시소음

◆ 도표 1-2

dB\위치	지하철(실외)	지하철(실내)	버 스	노래방	이어폰	회식자리
평 균	75	85	80	95	95	83
최 대	82	90	87	98	108	86

❖ 자연음

◆ 도표 1-3

dB\위치	주변	계곡	풀벌레	산림휴양지	학당(야외)	학당(실내)
평 균	52	67	62	41	64	39
최 대	54	70	65	43	67	40

데시벨의 최소수치는 0이 아니다. 극히 정상적인 청각을 지닌 사람에게 들리기 시작하는 소리크기를 0데시벨로 정한 것이기 때문에 0데시벨보다 작은 크기, 즉 -10, -20데시벨 크기의 소리도 존재한다.

데시벨 수치는 수학의 로그(log)개념이어서 일상적인 수치와 계산법이 다르다. 예를 들어, 10데시벨은 1데시벨의 10배이지만 20데시벨은 1데시벨의 20배가 아닌 100배이다. -20데시벨, -30데시벨 등은 0데시벨보다 수십 배 혹은 수백 배 작은 소리라고 보면 된다.

일반적으로 40데시벨 정도가 난청의 기준인데, 40데시벨보다 작은 소리를 듣지 못하는 사람은 상대방의 속삭이는 소리를 이해하기 힘들 것이다. 60데시벨이나 되어야 듣는 사람은 일상적인 대화에서도 어려움을 겪게 될 것이며 70데시벨 크기의 소리도 들을 수 없는 중증(重症) 난청인 사람은 풀벌레 소리(65데시벨)나 계곡물 소리(70데시벨)도 듣지 못할 것이다.

이와는 정반대로 -10데시벨이나 -20데시벨의 작은 소리까지 듣는 사람도 있다. 이런 청각을 지닌 사람은 보통사람들에게는 들리지도 않는 형광등 소리, 냉장고 소리 등으로 고통을 당하기도 한다.

2. 청각기관

소리를 뇌로 전달하는 작업에 동원되는 모든 기관들을 총칭하여 청각기관이
라 하며, 그 구조는 아래 그림과 같다.

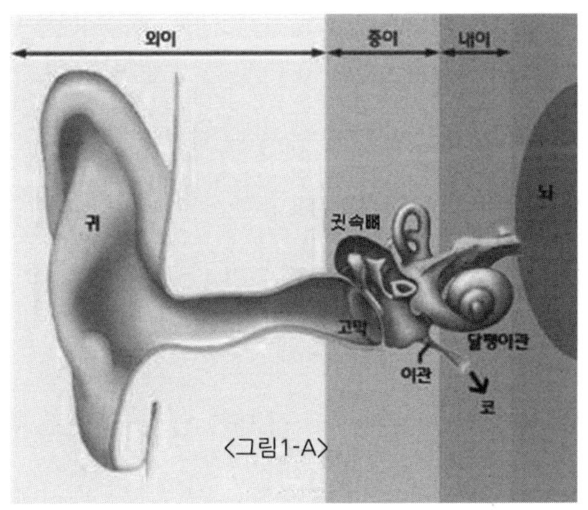

〈그림1-A〉

외이(外耳)를 통해 외부로부터 들어온 소리는 고막에서 진동한 후 중이

(中耳)를 거쳐 내이(內耳)의 달팽이관에 전달된다. 세 조각의 뼈로 구성된

귓속 뼈(auditory ossicles)는 중이 안에서 마치 아코디언처럼 수축과 팽창을 반복해 가며 고막에서 진동된 소리를 달팽이관으로 이동시킨다.

귓속 뼈는 신기하게도 우리가 태어나는 순간부터 생을 마치는 순간까지 전혀 자라지 않는다. 다섯 살 때 들었던 개구리 울음소리를 열다섯 살이 되어 다시 들어도 똑같게 들리는 것은 귓속 뼈가 자라지 않았기 때문이다. 만약 그 사이에 귓속 뼈가 자랐다면 개구리 울음소리가 전과 다르게 들려 그 소리의 정체를 알지 못하게 될 것이다.

고막이 진동 작용을 원활히 하기 위해서는 고막 안팎의 압력이 서로 같아야 한다. 고막의 바깥 부분은 외부를 향하고 있으므로 기압의 변화에 따라 표면의 압력 역시 변하게 된다. 그러나 고막의 안쪽 부분은 밀폐된 공간에 위치하고 있으므로 기압의 영향을 거의 받지 않는다. 즉, 외부기압이 변하면 고막 안팎의 압력 역시 서로 달라질 수밖에 없는 것이다.

이렇게 수시로 발생하는 고막 안팎의 압력 차이를 해소시켜 고막으로 하여금 제 기능을 발휘할 수 있게 해주는 것이 이관의 역할이다. 이관은 중이에서 시작하는 가느다란 관으로서 그 다른 한 쪽 끝은 코와 연결되어 있다.

비행기나 고속 엘리베이터를 타고 갑자기 높은 곳으로 올라가면 귀가 답답해졌다가 심호흡을 몇 번 반복하고 나면 다시 편안해지는 것을 경험해 보았을 것이다. 귀가 멍해지는 것은 갑자기 생긴 고막 안팎의 압력 차이 때문이며, 다시 원상태로 돌아오는 것은 심호흡을 할 때 이관이 바깥 공기를 고막 내부로 유입시켜 고막 내·외부의 압력을 맞춰 주었기 때문이다.

달팽이관에 도착한 소리는 주파수별로 분류되고 기호화된 후 청각신경에 의해 뇌로 보내지는데, 주파수 분류작업과 기호화 작업은 달팽이관 안쪽 표면을 덮고 있는 청각 세포들에 의해 이루어진다. 자신의 말소리 혹은 자신의 몸속에서 나는 소리(심장 고동소리, 침 삼키는 소리 등)는 외이와 중이를 거치지 않고 곧바로 달팽이관을 통해 뇌로 전달된다.

각각의 주파수가 처리되는 달팽이관 안쪽 표면상의 위치를 살펴보면 대략 〈그림 1-B〉와 같다. – 달팽이관 안에 위치한 청각 세포들이 그 위치에 따라 감지하는 주파수가 다른 것은 혀 표면에 위치한 미각세포들이 그 위치에 따라 각각 다른 맛을 감지하는 것과 같은 이치이다.

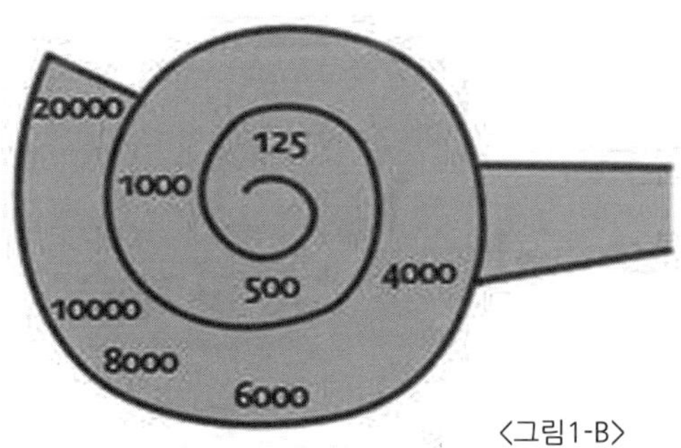

〈그림1-B〉

최종적으로, 뇌는 달팽이관으로부터 전달받은 기호들을 해독하여 그 소리의 의미를 분석하고 그 소리에 대한 반응을 결정한다. 즉, 뇌는 그 소리를 기억시켜야 할 것인가, 무시하여야 할 것인가 혹은 즉각적인 조치를 취해야 할 것인가를 순간적으로 결정하고, 이를 실행에 옮기는 것이다.

3. 청각 이상

모든 청각 세포들이 고르게 작동하는 정상적인 청각이라면 주변의 소리를 원음 그대로 뇌로 전달할 것이다. 그러나 청각 세포들이 심하게 훼손되어 있다면 아주 가까이에서 나는 큰 소리밖에는 뇌로 전달되지 못할 것이다. 또한, 청각 세포들이 불균형하게 발달된 청각이라면 어떤 소리는 실제보다 크게 또 다른 어떤 소리는 실제보다 작게 뇌로 전달하거나 소리를 이상하게 변형시켜 뇌로 전달할 것이다.

청각 세포들이 심하게 훼손된 증세를 난청(hearing loss)이라고 하며, 청각 세포들이 불균형하게 발달한 증세를 청각왜곡(auditory distortion)이라고 한다.

난청은 비교적 발견이 쉽다. 예를 들어, 함께 있던 A와 B 중 바로 옆에서 나는 전화벨 소리를 B만 듣지 못했다면 B가 난청인 것을 A와 B 모두 쉽게 알 수 있다. 그러나 청각왜곡의 경우에는 당사자를 포함한 어느 누구도 그 증세를 깨닫지 못하고 지나치기 쉽다. 사람들은 대체로 다른 사람들도 자기와 같은 방식으로 소리를 듣고 있다고 여길 뿐 아니라 서로의 청각을 비교하는 것도 불가능하기 때문이다.

청각 세포 일부가 지나치게 예민하여 특정한 주파수의 소리를 견디지 못하는 어린이들이 우리 주변에 많이 있다. 그들은 자신을 괴롭히는 그 소리가 들릴 때 귀를 틀어막고 괴로워하면서도 자기만이 그 소리의 피해자임을 깨닫지 못한다. 그 어린이들의 그런 모습을 바라보는 주변 사람들 역시도 그들의 특수한 청각을 이해하지 못한 상태에서는 그들의 이런 행동을 이해할 길이 없다.

우리는 자기가 듣지 못한 소리를 바로 옆의 사람이 들었다면 그 사람의 청각이 자신의 청각보다 좋다고 여기게 된다. 엄마는 아무 소리도 듣지 못했는데, 방안에 함께 있던 아기가 갑자기 거실로 뛰쳐나가 TV 앞에 앉았다고 가정해보자. 미리 켜 있었던 TV에서 그 아기가 매우 좋아하는 프로그램이 막 시작되고 있음을 확인한 엄마는 자기가 듣지 못한 소리를 들은 아기의 청각이 매우 좋다고 믿고 흐뭇해할 것이다. 그러나 만약에 그 아기가 보통 사람으로서는 도저히 들을 수 없는 정도의 작은 소리인데도 들었다면 이는 좋아할 일만은 아니다.

그 아기가 엄마나 아빠의 부르는 소리에도 빠르게 반응한다면 그 아기의 청각이 우수하다고 여겨도 좋다. 그러나 그 아기가 간혹 엄마나 아빠의 목소리를 무시하는 듯한 행동을 한다면 그 아기는 왜곡된 청각을 지니고 있을 소지가 있다. 요즘 우리 주변에는 특별한 몇몇 소리들은 매우 잘 들으면서도 막상 사람의 목소리에는 제대로 반응하지 못하는 어린이들이 너무도 많다.

만약 청각 세포들의 불균형한 발달로 인해 2,000헤르츠 이상의 소리를 2,000헤르츠 이하의 소리에 비해 월등히 잘 듣는 청각을 지닌 어린이라면 주변의 소음들로 인해 사람의 목소리는 깨끗이 듣지 못하는 현상이 자주 일어날 것이다. 모음(1,000~1,500헤르츠)에 비해 자음(125~750헤르츠)을 작게 듣는 청각을 지닌 어린이는 소리를 나름대로 판독하여 '코끼리'를 '또띠리'로 혹은 '다람쥐'를 '가다미'로 듣고 그대로 발음할 수도 있다. 물론, 아주 어린 아기는 아직 혀가 충분히 운동 되어 있지 않으므로 정확히 듣더라도 이런 식의 발음을 할 수 있다. 그러나 만 3세가 지났는데도 아직 부정확한 발음을 한다면, 이는 청각왜곡의 결과일 가능성이 높다.

중이에 물이 차거나 고막에 상처가 생기는 등의 이비인후과 질환 역시 청각에 영향을 미칠 수 있다. 그러나 이렇게 질환에 의해 이상이 생긴 청각은 이비인후과 치료로 질환이 사라짐과 함께 정상으로 돌아오게 된다.

청각 세포들이 거의 전멸된 상태에서 나타나는 현상인 난청은 죽은 세포들을 살릴 수는 없으므로 보청기 착용이나 와우(달팽이관) 이식수술 이외에는 뚜렷한 해결책이 없다. 그나마 다행인 것은 난청 어린이들은 성격 혹은 행동 상의 심각한 장애를 나타내지 않는다는 사실이다. 그 어린이들은 대체로 자신들의 결함을 현실로 받아들인 채 자신들을 위해 고안된 교육 프로그램에 적극적으로 참여하며 밝은 모습으로 살아간다.

난청이나 이비인후과 질환이 아니면서도 소리가 비정상적으로 들리는 현상들 모두가 청각왜곡의 범주에 속한다. 청각왜곡 증세의 어린이들이나 성인들의 경우, 누구도 그들의 특이한 언어 및 행동들을 이해하지 못함으로써 정신질환자로 오인되어 격리된 삶을 살기도 한다.

4. 청각왜곡의 종류

청각왜곡의 대표적 유형들은 다음과 같다.

1) 과민한 청각

청각 세포 일부가 극도로 예민해진 청각으로서 당사자는 시계 소리, 냉장고 소리 등으로 고통을 받으면서도 그 원인이 청각에 있음을 알지 못하고 정신과 치료를 받게 되는 경향이 있다. 과민한 청각을 지닌 어린이들은 ADHD, 학습장애, 언어장애 등의 증세를 보임으로써 학교에서 문제아로 낙인찍힐 가능성이 높다.

2) 불균형한 청각

어떤 주파수는 크게 들리고 어떤 주파수는 작게 들리는 청각을 가리킨다. 이런 청각을 지닌 당사자는 말소리를 깨끗이 듣지 못하므로 상대방의 말을 즉각 이해하지 못하는 일이 자주 발생하게 된다. 말을 배우기 전부터 이런 청각을 지니게 된 어린이는 언어발달에도 지체를 겪게 될 가능성이 높다.

3) 좌우가 다른 청각

오른쪽 귀와 왼쪽 귀가 서로 다른 방식으로 소리를 듣는 청각으로서 이런 청각은 「2) 불균형한 청각」이 초래하는 모든 증세들 뿐 아니라 균형감각상실의 원인이 되기도 한다.

4) 음 구별을 못 하는 청각

청각기관의 여러 기능들 중 하나인 음 구별 기능의 이상으로 인해 생기는 현상으로써 음치, 외국어 학습곤란 등의 원인이 된다(「2단원/음치」 참고).

5) 자기 목소리가 울리는 청각

말을 할 때 자기 목소리가 자기에게 울리는 어린이들이 있다. 말더듬증과 난독증(글을 못 읽는 증세)의 원인이 되는데, 자세한 내용은 2단원의 「언어장애/말더듬증」과 「학습장애/난독증」에서 자세히 설명될 것이다.

5. 청각검사

청각왜곡 여부를 알아보기 위해서는 정밀한 청각검사를 해보아야 한다. 이비인후과에서의 청각검사는 난청 여부를 밝히는 데에만 초점이 맞추어져 있으므로 청각왜곡을 찾아내지 못한다. 청각왜곡 여부를 확인하기 위해 베라르 박사에 의해 고안된 청각검사에 대해 알아보도록 한다.

1) 검사실

자동차 소리, 음악 소리 등의 특정한 소음이 들리지 않는 조용한 방에서 청각검사기(audiometer)를 사용하여 검사를 실시한다. 그러나 소음이 완전히 차단된 방음실은 검사실로 적합하지 않다. 방음실 내에서는 외부의 소리가 전혀 들리지 않는 대신에 자신의 몸속에서 나는 소리들(숨소리, 심장 고동 소리 등)이 매우 크게 들릴 수 있기 때문이다. 그런 소리들은 검사를 방해할 뿐 아니라 검사받는 어린이를 심리적으로 불안하게 만들기도 한다.

2) 검사절차

① 검사받을 어린이에게 중이염이 없는지, 그리고 귀지가 지나치게 많지 않은지를 확인한 후 청각검사용 헤드폰을 씌운다. – 귓구멍이 귀지로 인해 완전히 막혀 있거나 중이염이 있는 상태에서는 정확한 검사가 되지 않는다.

② 오른쪽 헤드폰으로 소리가 나오도록 검사기 레버를 고정한 후 검사대상 어린이가 125헤르츠의 주파수를 몇 데시벨의 크기에서 듣기 시작하는가를 면밀히 조사한다.

③ 청각검사용지 〈그림 1-C〉의 해당 부분에 점으로 표시한다.

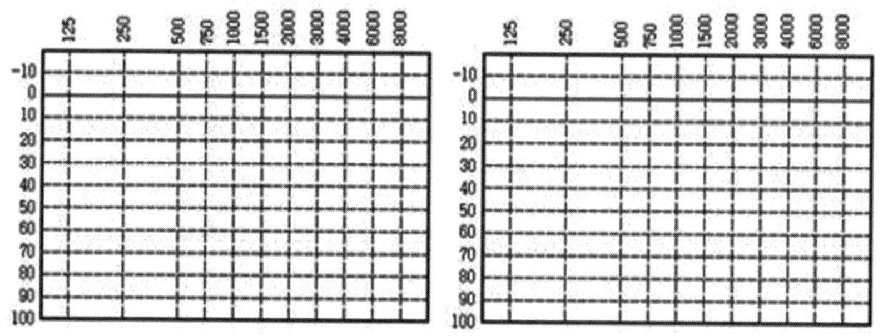

*가로수치(125~8000)는 주파수(헤르츠), 세로수치(-10~100)는 소리크기(데시벨)

〈그림1-C〉

④ 250, 500, 750, 1000, 1500, 2000, 3000, 4000, 6000, 8000헤르츠의 순서로 주파수를 바꾸어가며 같은 방식의 검사를 반복한다.

⑤ 오른쪽 귀 검사가 끝난 후 왼쪽 헤드폰으로 소리가 나오도록 레

버를 고정해 오른쪽 귀와 같은 방식으로 왼쪽 귀의 청각을 검사
한다.

⑥ 표시된 모든 점들을 이어 그래프를 만든다.

이는 피검사자가 외부의 소리를 듣는 능력을 측정하는 순음검사(pure
tone test)인데, 이 외에도 자신의 목소리가 울리는지를 알아보는 검사
(laterality test)와 음치 여부를 알아보는 검사(selectivity test)를 행하기도 한
다. 그러나 이 검사들에 대한 상세한 설명은 생략하도록 한다.

3) 검사결과의 예

〈그림 1-D〉는 모든 주파수의 소리를 5데시벨부터 듣기 시작하는 완벽
한 청각을 지닌 어린이의 청각 그래프이고 〈그림 1-E〉는 낮은 주파수의
소리를 상대적으로 잘 듣지 못하는 왜곡된 청각을 지니고 있는 어린이
의 청각 그래프이다.

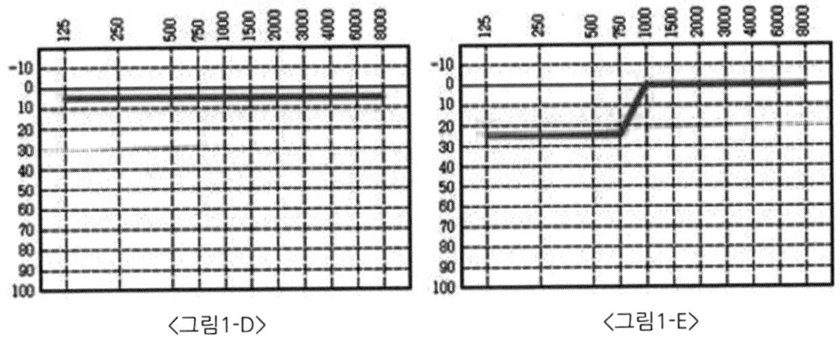

〈그림1-D〉 〈그림1-E〉

6. 청각유형

앞에서 소개한 방식으로 청각검사를 해 보면 여러 유형의 그래프들이 나오게 된다. 대표적인 그래프 유형들은 아래 그림과 같다.– 〈유형 1〉은 정상 청각, 〈유형 2〉와 〈유형 3〉은 청각왜곡, 그리고 〈유형 4〉는 난청의 그래프이다.

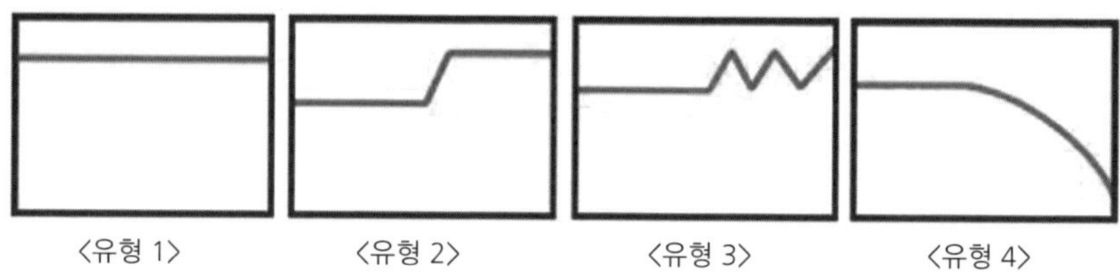

❖ 그래프 설명

〈유형 1〉은 모든 주파수의 소리들을 고르게 잘 듣는 완벽한 청각으로서 양쪽 귀 모두에 이러한 청각을 지닌 어린이는 행동이 차분하고 발음도 정확하다. 이런 청각을 지닌 어린이는 당연히 학습에서도 매우 유리하다.

<유형 2>는 높은 주파수에 비해 낮은 주파수의 소리들을 잘 듣지 못하는 청각인데, 이런 청각을 지닌 어린이는 모음을 크게 듣는 반면, 자음을 잘 듣지 못하므로 부정확한 발음을 하는 성향이 있다. 받아쓰기에서 엉뚱한 실수를 자주 범하기도 한다.

<유형 3>은 몇몇 높은 주파수만을 유난히 크게 듣는 청각으로서 그래프 상의 뾰족한 부분에 해당하는 주파수의 소리들이 정상적인 뇌 활동을 방해할 뿐 아니라 우울증, 불면증, 만성두통 등의 원인이 되기도 한다. 이런 청각의 당사자는 특별한 어떤 소리들에 매우 민감하므로 간혹 보통 사람에게는 대수롭지 않은 소리로 인해 심한 고통을 당하기도 한다. 지나치게 산만하거나, 성격 혹은 행동에 심각한 문제를 지닌 어린이들도 대체로 이런 청각을 지니고 있다. 특히 소아정신과에서 'ADD(집중력장애)' 혹은 'ADHD(집중력 및 과잉행동장애)' 진단을 받는 어린이들은 거의 예외 없이 한쪽 귀 혹은 양쪽 귀 모두에 이런 청각을 지니고 있다.

<유형 4>는 난청이 진행되고 있음을 보여주는 청각이다. 청각 세포가 죽어갈 때에는 항상 높은 주파수를 들어주는 세포부터 죽어가기 시작하므로 위와 같은 모양이 나오게 된다. 청각 세포의 소멸은 매우 빠른 속도로 진행되므로 몇 개월 후에 다시 검사해보면 더욱 심각한 모양의 그래프가 나오게 된다. 이런 상태에서는 어른이든 어린이든 귀울음(실제로는 나지 않는 소리가 귀에 들리는 현상)을 겪게 되는데, 귀울음은 귀가 먹어가고 있음을 알려주는 뇌로부터의 신호이다. 오른쪽 귀는 멀

쩡하면서 왼쪽 귀에만 이런 청각을 지닌 어린이는 균형 감각이 없어 자주 넘어진다.

7. 청각왜곡의 원인

유전적으로 잘못된 청각을 가지고 태어나는 경우도 없지는 않겠으나 대부분
다음의 세 가지 경로를 통하여 청각이 왜곡되는 것으로 추정된다.

1) 약물의 후유증

우리가 일상적으로 복용하는 약물들 중 이독성(귀에 해를 가하는,
ototoxic) 성분을 포함한 것들이 많다. 겐타마이신, 카나마이신 등 마이신
으로 끝나는 이름을 가진 항생제들 거의 모두와 심지어는 아스피린조차
도 이독성 성분을 포함하고 있다. 만 3세 이상의 어린이들에게서 그러한
약물로 인해 청각왜곡이 일어날 가능성은 매우 낮지만, 그 이하의 아기
들의 귀는 약물에 매우 취약하다.

2) 소음

지나친 소음을 장시간 접하면 청각 세포가 타격을 입어 변형되기 쉽다. '110데시벨의 소음에는 30분 이상, 115데시벨의 소음에는 15분, 그리고 120데시벨 이상의 소음에는 잠시도 노출되어서는 안 된다'는 의학계의 경고가 있다. 기준을 초과하는 소음을 접할 때 청각 세포의 일부 혹은 전체에 타박상 비슷한 현상이 생기게 된다. 피부의 타박상 입은 부분을 건드리면 아프듯이 청각 세포가 타박상을 입으면 소리로 인한 고통에 시달리게 된다. 청각 세포가 타박상을 입은 상태에서도 계속 소음을 접하면 결국은 세포가 괴사하여 난청으로 진행되게 된다.

－다음 글「8. 소음의 위험성」참고－

헤드폰이나 이어폰을 사용하여 소리를 들으면 아주 작은 소리일지라도 큰 소음을 접할 때의 충격이 청각 세포에 전달된다. 헤드폰은 스피커에 귀를 대는 것과 같고, 이어폰은 스피커를 귓속에 집어넣는 것과 마찬가지이기 때문이다. 헤드폰이나 이어폰을 사용하면서도 귀가 나빠지지 않기를 바라는 것은 TV를 코에 붙여놓고 보면서 눈이 나빠지지 않기를 바라는 것과 다를 바 없다. 헤드폰·이어폰으로 인한 청각 변형 역시도 초기에는 청각왜곡으로 시작하여 결국은 난청으로 발전하게 된다.

8. 소음의 위험성

현대인들의 귀는 심각한 위험에 노출되어 있다. 다음은 미국의 한 기관(AIT Institute for Berard Auditory Integration Training)에서 조사한 자료(《표 1》)와 의학계에 의해 발표된 소음허용기준(《표 2》)이다(dB: 데시벨).

◆ 표 1

Video arcades (전자오락실)	110 dB
Live music concerts (음악회)	110 dB and up
Gunshots (총소리)	150–167 dB
Movie theaters (영화관)	118 dB
Health clubs/aerobic studios (헬스클럽/에어로빅실)	120 dB
Sporting events (운동경기장)	127 dB
Motorboats (모터보트)	85–115 dB
Motorcycles (오토바이)	95–120 dB
Snowmobiles (모터 눈썰매)	99 dB
Lawnmowers (잔디 깎는 기계)	90 dB

100 dB	2시간
105 dB	1시간
110 dB	30분
115 dB	15분
120 dB	0분

"120데시벨의 소음에는 잠시도 노출되어서는 안 된다."라는 의학계의 경고에도 불구하고, 120데시벨 이상의 소음이 분출되는 장소는 우리 주변에도 많다. 에어로빅실이나 운동경기장 이외에도 태권도장, 키즈카페 등에서도 120데시벨을 초과하는 소음이 나오기도 한다. 사물놀이, 난타 등도 120데시벨 이상의 엄청난 소음을 발생시키는데, 특히 실내에서의 공연은 더욱 위험하다.

허용기준을 초과하는 소음을 접했을 때 즉시 귀가 먹어버리는 것은 아니다. 초기에는 귀가 예민해져서 각종 소리(냉장고 소리, 모기 소리 등)에 매우 민감해진다. 그래서 본인은 오히려 귀가 좋아졌다고 느끼기도 하는데, 실제로는 청각 세포가 지나친 충격으로 인해 타박상을 입은 것이다. 우리 몸의 한 부분이 타박상을 입으면 그 부분은 가벼운 접촉에도 통증을 느끼는 것과 같은 이치이다.

멍든 부분이 계속 타격을 입으면 결국 그 부분의 세포가 죽게 된다. 마찬가지로 타박상을 입은 청각 세포가 계속 허용기준 이상의 소음에 노출되면 결국은 청각 세포들이 죽기 시작하여 난청으로 이어지게 된다(아래 그림 참고).

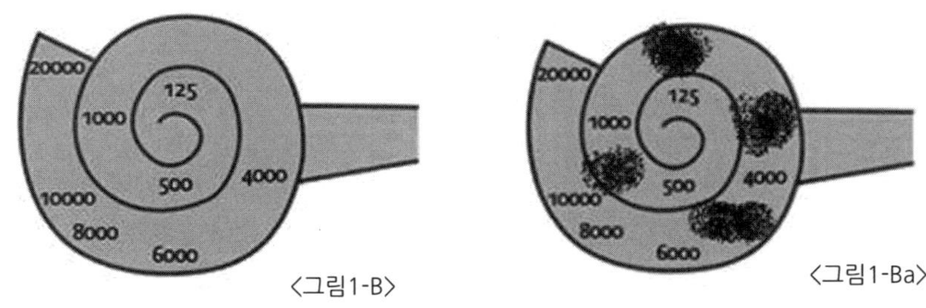

〈그림1-B〉   〈그림1-Ba〉

〈그림 1-B〉는 정상 청각 세포, 〈그림 1-Ba〉는 타박상을 입은 청각 세포의 모습을 묘사하고 있다. 〈그림 1-Ba〉 상의 타박상을 입은 부분(검게 칠해진 부분)은 매우 예민해져 당사자는 그 부분에서 처리되는 주파수의 소리에 극도로 민감한 반응을 보이게 되는 것이다.

앞에서 밝혔듯이, 청각왜곡의 주원인은 약물과 소음이다. 약물은 어쩔 수 없이 사용되는 경우가 많지만, 소음은 피할 수 있다. 위의 자료들을 참고하여 본인과 자녀의 청각보호에 만전을 기해야 할 것이다.

9. 청각이 인생을 좌우한다[1]

우리 몸의 다섯 개 감각기관(눈, 코, 귀, 입, 피부)이 전달하는 정보는 뇌를 활동하게 하는 주된 원동력이다. 그 다섯 개의 감각기관들 중에서 뇌에 가장 큰 영향을 미치는 기관은 눈인 것으로 대부분의 사람들은 알고 있지만, 두뇌 활동에 있어서 귀가 차지하는 비중은 눈과 비교할 수 없게 크다.

1) 하루 24시간 일하는 귀

우선 우리가 잠을 자는 동안 아무 일도 하지 않는 눈과는 달리 귀는 단 1초도 쉬지 않고 끊임없이 뇌로 소리(청각 정보)를 전달한다. 예를 들어, 철수와 영수, 그리고 민수 이렇게 세 명이 함께 잠을 자고 있을 때 "철수야!" 하고 부르면 다른 두 명은 계속 자는 반면, 당사자인 철수는 깨어난다. 세 명 모두 소리를 들었지만, 두 명은 자기에게 필요한 소리가 아니라고 판단하여 계속 잠을 자고, 당사자인 철수는 자기를 부르는 소리임을 깨달았으므로 반응을 보이는 것이다. 귀는 우리가 잠을 자는 동안에도 단순히 소리를 들을 뿐 아니라 우리에게 필요한 소리인가를 분별하기까지 한다는 증거이다.

우리가 밤새 한 번도 깨지 않고 잠을 잤더라도 귀는 우리와 함께 잠을 잔 것이 아니다. 귀는 계속 깨어서 주변소리들을 듣고 분별하며 우리가 깨지 않고 잠을 잘 수 있도록 돕고 있었던 것이다.

2) 뇌가 죽어도 살아있는 기관

눈을 포함한 우리 몸의 거의 모든 기관들은 뇌에 종속되어 있어서 뇌가 죽으면, 즉 그 당사자가 뇌사상태에 빠지면 함께 활동을 멈춘다. 뇌사상태의 사람은 볼 수도 없고 냄새나 맛을 느낄 수 없으며 피부에도 감각이 없다. 그러나 귀는 뇌가 이미 죽었음에도 심장이 멈추는 그 순간까지 활동을 계속한다.

그 당사자는 소리가 들리더라도 뇌 활동이 멈추었으므로 복잡한 계산을 하지는 못하겠지만, 소리를 통해 반가움, 위협 등의 감정을 느낀다. 이성적 판단은 뇌, 감성적 판단은 심장의 몫이기 때문이다.

뇌가 죽어도 귀는 살아있다는 사실은 '귀는 뇌에 종속되어 있는 기관들 중 하나가 아니라 뇌 활동을 주도해 가는, 매우 독특하고 중요한 기관'임을 암시하는 것이다.

3) 청각대로 살아간다.

이처럼 귀가 뇌에 미치는 영향이 지속적이고 절대적이다 보니, 단지 청각검사만으로 그 사람의 특성을 파악하는 것이 그다지 어려운 일은 아니다. 베라르 박사는 초등학교 한 학급을 임의로 선정하여 그 학급 어린이들 전체의 청각을 검사한 후 그 결과만으로 그 어린이들의 성적, 학교생활 등을 모두 맞춘 적이 있다. 내가 베라르 박사에게 직접 들은 또 다른 에피소드를 소개하기로 한다.

1990년대 초반 로키산맥 관광을 위해 미국을 방문한 베라르 박사는 당시 ARI(Autism Research Institute) 회장이던 림랜드 박사로부터 급한 요청을 받고 캘리포니아 샌디에이고의 한 대학병원에서 그 병원 정신과 의사들에게 AIT에 대한 강의를 하게 되었다. 관광 대신 강의를 하게 된 베라르 박사도 마음이 불편했지만, 윗사람의 호출로 갑작스럽게 소집되어 한 프랑스 시골의사의 강의를 듣게 된 그곳 의사들 역시 불만으로 가득 차 있었다. 맥 빠진 분위기를 바꾸기 위해 베라르 박사는 그들에게 한 가지 제안을 하게 된다.

"이 병원에 입원 중인 환자를 아무나 한 명 데려오면 제가 청각검사를 통해 그의 증세를 맞추겠습니다."

잠시 후 그들이 데려온 20대 남자환자의 청각을 검사한 베라르 박사는 말했다.

“이 사람은 자살 성향이 있으며 천식 알레르기도 지니고 있습니다.”

그 순간부터 그 의사들의 태도가 180도 바뀌어 진지하고 열띤 분위기 속에서 강의를 마쳤다고 한다.

4) 후천적 청각왜곡

우수한 성적으로 학업을 마치고 좋은 직업을 가지게 되었지만, 그 후 청각이 변형되어 어려움을 겪는 이들도 있다. 내가 조사한 바에 의하면 특히 방송계 종사자들이나 치과의사들 중에 왜곡된 청각을 지닌 이들이 많다. 방송계 종사자들은 과도한 헤드셋 사용이, 치과의사들은 치료용 드릴소리가 그 원인일 것으로 추정된다. 초기에는 주로 청각이 과민한 쪽으로 변형되는데 과민청각은 만성두통, 불면증, 신경쇠약, 우울증 등을 일으키며 삶의 질을 급격히 떨어뜨린다. 모범생이던 학생이 이어폰 사용 등으로 청각이 변형되면서 성적이 떨어지고 성격까지 거칠어져 문제 학생으로 전락하는 사례도 많다.

5) 문제 해결의 올바른 순서

자폐성향 어린이들이 음식점, 미장원 등 특정 장소를 유난히 싫어하는 것은 접시 부딪치는 소리, 헤어드라이어 소리 등이 그들에게는 너무 괴

룹기 때문이다. 뚜렷한 이유 없이 학습에 곤란을 겪는 어린이들의 청각을 검사해보면 그들 모두도 왜곡된 청각을 지니고 있음이 확인된다. 우울증이나 불면증에 시달리는 성인들의 경우도 마찬가지이다. 결국, 소아정신과 혹은 정신과 치료영역으로 분류되는 증세들 대부분이 청각왜곡에 그 문제의 뿌리를 두고 있는 것이다.

청각왜곡은 신발 속의 돌멩이와 같다. 청각왜곡을 방치한 채 문제 해결을 시도하는 것은 신발 속의 돌멩이를 방치한 채 발만 살피는 것과 크게 다르지 않다.

10. 청각이 인생을 좌우한다[2]

2008년 여름, 한 아빠가 발달장애 딸(만 6세)을 데리고 나를 찾았다. 그 어린이가 첫날 AIT를 받고 있는 동안 그 아빠는 내게 자신의 청각검사를 부탁했다(AIT에 관하여는 「3단원 AIT」에서 자세히 소개될 것이다). 그 청각검사의 결과는 양쪽 귀 모두 아무런 하자가 없는 완벽에 가까운 청각(《그래프 1》)이었다. 검사 후 내가 그에게 나의 소견을 전했다.

"양쪽 귀 모두에 아무 이상이 없는 매우 좋은 청각을 지니고 계십니다. 청각상태를 보니 성격도 좋으시고 학창시절에 공부도 잘했을 것 같습니다. "

그 30대 중반의 신사는 빙그레 웃으며 자리에서 일어났다. 그로부터 6개월 정도 지난 2009년 1월에 그 여자 어린이는 2차 AIT를 위해 다시 내 사무실을 찾았다. 이번에는 외할머니와 함께였는데, 나는 그 할머니로부터 그 어린이의 아빠가 훌륭한 판사님이라는 사실을 비로소 듣게 되었다. 저번 여름에는 휴가를 내어 딸을 데리고 다녔던 것이었다.

경기도 구리시에서 언어치료실을 운영하는 한 여성이 내 사무실을 방문했다. 자신에게 언어치료를 받는 어린이들 중 몇이 AIT를 받은 후 많이 좋아지는 것을 보며 AIT에 관심이 생겼다고 했다. 나는 청각의 중요성을 설명하던 과정에서 그녀의 청각을 검사하게 되었다. 결과는 양쪽 귀 모두 전 주파수에 걸쳐 0~10데시벨의 크기에서 들리기 시작하는 아주 좋은 청각(《그래프 2》)이었다. 후에 알게 된 사실이지만, 그녀는 대학 4년을 전액장학금으로 마친 수재였다고 한다.

〈그래프 1〉과 〈그래프 2〉는 전형적인 모범생 청각이다. 〈그래프 3〉은 한 21세 청년의 청각 그래프로서 이 청년은 학교생활에 적응을 못하여 고등학교를 중퇴한 후 정신과 치료를 받던 중 나를 만나게 되었다.

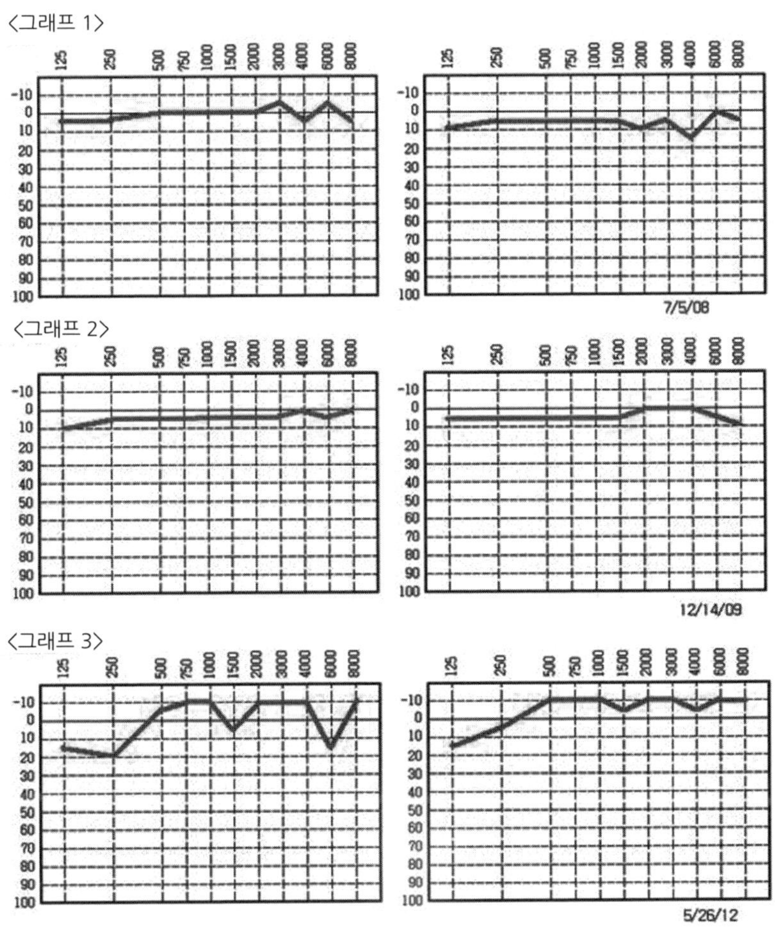

※ 청각 그래프에 관한 설명은 「5. 청각검사」를 참고할 것

　　현대인들은 나이와 관계없이 지나친 소음 혹은 이어폰·헤드폰 사용 등

으로 정상적인 청각을 유지하기가 쉽지 않다. 그러나 그 와중에 좋은 청

각을 유지하고 있는 사람들은 여러 면에서 매우 유리하여 성공적인 사

회생활을 할 가능성이 높다. 반면에 〈그래프 3〉과 같이 심하게 왜곡된 청각을 지니게 되면 아무리 타고난 지능이 높더라도 그 지능을 제대로 활용할 수 없을 뿐 아니라 충동적인 행동으로 사회적응에 어려움을 겪게 되는 경우가 많다. 〈그래프 3〉의 주인공 청년은 청각왜곡의 피해자였던 것이다.

베라르 박사의 기본이론은 'Hearing Equals Behavior'다. 즉, '좋은 청각 = 좋은 행동', 그리고 '나쁜 청각 = 나쁜 행동'이다. 베라르 박사의 이론을 믿고, 안 믿고는 각자의 자유지만 본인이나 자녀의 청각을 잘못 관리함으로써 큰 불행을 당하는 일은 피해야 하겠다.

청각왜곡은 우울증, 불면증 같은 성인 질환의 원인이 되기도 하지만, 이곳에서는 청각왜곡이 어린이들의 언어, 학습 및 행동에 미치는 영향에 대해 집중적으로 다루기로 한다.

1. 언어장애

청각이상 이외에 언어장애의 원인이 될 수 있는 요소들을 살펴보면 대략 다음과 같다.

1) 중풍 혹은 뇌성마비로 인한 언어 세포 손상 혹은 안면마비

2) 화상, 교통사고 등으로 인해 입 주위가 일그러짐

3) 심한 주걱턱, 뻐드렁니, 앞니 빠짐 등의 치과계통 이상

그러나 위의 모든 경우들은 외관상으로도 표가 나게 되어 있으므로 결국 외관상 하자가 없으면서도 언어에 심각한 문제가 있다면 그 원인은 청각에 있다고 봐도 무방하다.

언어장애를 일으킬 수 있는 청각이상의 두 종류는 난청과 청각왜곡이다. 그러나 난청은 이비인후과에서 쉽게 발견이 되므로 결국 모든 '뚜렷

한 사유가 없는 언어장애'의 원인은 청각왜곡이라고 말할 수 있다. 단, 만 3세 이전의 어린이라면 정상적인 청각을 지녔더라도 아직 혀나 입술의 근육발달이 덜 되어 부정확한 발음을 할 수 있다.

청각검사에서 '들려요'를 '든녀요'로 대답하던 여고생이 있었다. 청각검사가 끝난 후 내가 물었다. "너는 네 발음이 나쁜 걸 아니?" 그 여학생이 대답했다. "나는 몬나요."

발음이 나쁜 사람들은 자기 발음에 어떤 문제가 있는지를 알지 못한다. 왜곡된 청각으로 말을 배웠고, 아직도 왜곡된 청각을 지니고 있기 때문에 자기 발음과 다른 사람들의 발음을 구별할 수 없는 것이다.

이곳에서는 언어장애의 대표적 유형 세 가지(경중 조음장애, 중증 조음장애, 말더듬)를 통해 청각이 어떤 식으로 언어장애를 일으키는지를 살펴보도록 한다. 발음은 나쁘지만 의사소통이 가능한 경우는 '경중 조음장애'로, 발음이 알아들을 수 없을 정도로 심각한 경우는 '중증 조음장애'로 구분지었다. 원인을 모르는 상태에서 올바른 치료가 이루어질 수는 없다. 원인을 정확히 알고 문제 해결을 시도하는 것이 시간과 비용을 절약하는 길이다.

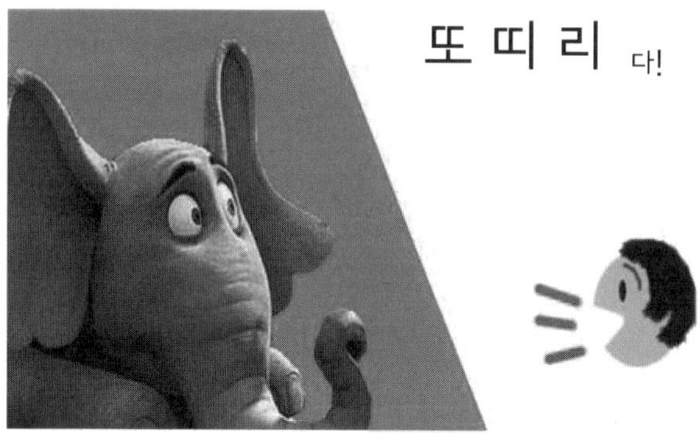

우리는 발음이 나쁜 사람들을 대할 때 그들의 혀가 짧다고 생각하는 경향이 있다. 그러나 막상 말을 하는 데에 있어 혀의 길이는 그다지 중요하지 않다. 혀는 말을 할 때에 어차피 입안에서만 움직이게 되어 있으므로 앞니의 뒷면까지만 닿을 수 있는 혀라면 그 길이에는 아무 문제가 없는 것이다. 혀끝을 조금이라도 앞니의 바깥에 내놓으면 아무 말도 할 수 없음을 직접 경험해 볼 수도 있다.

대부분의 사람들은 어려움 없이 말을 하지만, 막상 말이 만들어져 입 밖으로 나오는 과정은 간단치 않다. 말을 하기 위해서는 발성기관(혀, 입술 및 성대)의 셀 수 없이 많은 신경과 근육이 절묘한 조화를 이루어야 하며, 최종적으로 그 말을 상대방에게 전달하는 데에 필요한 호흡의 양까지도 조절되어야 한다. 이 모든 복잡한 절차들은 좌뇌에 위치한 언어 세포에 의해 통제된다.

말을 배우는 단계에 있는 어린이의 언어 세포는 귀로부터 소리를 받아들여 발성기관으로 하여금 그 소리를 모방하도록 유도한다. 정상적인 어린이는 첫돌 전후까지 옹알이를 하는데, 이 옹알이가 바로 언어 세포가 발성기관을 훈련시키는 첫 과정인 것이다. 옹알이 과정을 지난 어린이는 귀로 들어오는 단어 또는 문장들을 열심히 모방하기 시작하며 이런 단계를 통하여 어린이의 발성기관은 점점 튼튼해진다.

태어나면서부터 소리가 들리지 않는 어린이도 상대방의 입술과 혀 모양을 모방할 수는 있다. 그러나 전혀 소리를 전달받지 못하는 그 어린이의 언어 세포는 발성기관에 아무런 명령도 내릴 수 없게 되며, 그 어린이의 발성기관은 정확한 발음을 위해 필요한 신경과 근육의 다양한 조화를 이루어낼 길이 없다. 그러므로 그 어린이의 발성기관에 속한 신경과 근육, 그리고 결국에 가서는 언어 세포마저도 퇴보하게 되면서 그 어린이는 말을 할 수 없게 되는 것이다.

말을 배우기 전부터, 다른 소리는 잘 들으면서 자음 주파수인 125~750헤르츠의 소리는 전혀 듣지 못하는 왜곡된 청각을 지닌 어린이가 있다고 가정해보자. 자음을 한 번도 전달받지 못한 그 어린이의 언어 세포는 발성기관에 자음 발음을 위한 명령을 내릴 수 없으므로 결국, 그 어린이는 자음을 듣지도 발음해 보지도 못한 채 모음만을 말하며 평생을 살게 될 것이다.

이렇게 극단적으로 자음을 전혀 듣지 못하는 청각은 매우 드물지만,

발음이 부정확한 어린이들은 자음 주파수(125~750헤르츠)를 모음 주파수
(1,000~1,500헤르츠)에 비해 상대적으로 작게 듣게끔 왜곡된 청각을 지닌
경우가 많다. 이런 청각을 지닌 어린이들은 상대방의 말을 들을 때 자음
이 모음에 의해 덮어버리는 현상이 자주 일어나므로 자음들을 정확히
듣지 못하여 어눌한 발음을 하는 것이다.

'교장 선생님'이란 단어를 통해 이 현상을 설명해 보기로 한다. 모음이
자음에 비해 월등히 크게 들리는 청각을 지닌 어린이에게 '교장 선생님'
이 들리는 방식을 상상해보면 대략 아래와 같을 것이다.

ㄱㅛ ㅈㅏ ㅇㅅㅓ ㄴㅅㅐ ㅇㄴㅣ ㅁ

결국, 그 어린이는 '교장 선생님'을 '교다너내니', '요아어애이' 등으로 듣고
자기가 들은 대로 발음할 것이다.

일반적인 속도로 말을 할 때 음과 음 사이의 시간 간격은 0.1초 정도이
다. 위의 단어에서 'ㄱ'과 'ㅛ', 'ㅛ'와 'ㅈ', 'ㅈ'과 'ㅏ' 등의 간격이 각각 0.1초 정
도인 것이다. 그런데 모음이 자음보다 훨씬 강렬하게 들린다면 모음의
여운이 가시기도 전에 나오는 자음이나 모음들 사이에 낀 자음은 정확
히 들리지 않게 된다. 결국, 그 어린이는 자기에게 들리는 대로 말을 배
웠기 때문에 부정확한 발음을 하게 되는 것이다.

그러나 이 어린이도 말을 천천히, 그리고 또박또박하게 해주면 자음을
어느 정도 정확히 따라 하기도 한다. 말을 천천히 하면 음과 음 사이의

시간 간격이 0.1초보다 훨씬 길어짐으로써 모음의 방해 없이 자음들을 정확히 들을 수도 있기 때문이다.

모음이 자음에 비해 잘 들리지 않아 모음 발음이 부정확한 경우도 생각해볼 수 있으나, 부정확한 발음을 하는 어린이들의 대부분은 자음 계통에 문제를 지니고 있다. 특정한 몇몇 자음들을 전혀 다른 음으로 발음하는 어린이들도 있는데 (예: **전화기 → 거나디, 학교 → 핫됴**) 그 어린이들은 양쪽 귀의 청각이 서로 심하게 다른 청각을 지니고 있을 가능성이 높다.

앞에서 설명했듯이 어린이들은 자기에게 들리는 대로 발음을 한다고 보면 대체로 무난하지만, 다음의 음들은 정확히 듣더라도 발음하기가 쉽지 않다.

'ㄹ(r)', 'ㅅ(sh)', 'ㅛ(yo)', 'ㅠ(yoo)', 'ㅖ(ye)' 등

위의 음들은 한글로는 단음으로 표기되지만 'ㄹ'을 제외한 모든 음들은 실상은 두 개 혹은 그 이상의 음들로 구성된 복합자음 혹은 복합모음들로서 이들을 발음하는 데에는 약간 복잡한 발성기관 운동이 요구된다. 또한 'ㄹ'은 단순자음이기는 하나, 혀가 입안에서 자유롭게 굴려질 수 있을 만큼 부드러워진 상태에서만 정확히 나올 수 있는 발음이다. 즉, 위에 열거한 모든 음들은 발성기관에 속한 모든 신경과 근육이 여러 가지 발음을 하는 가운데 충분히 단련된 상태라야 자유롭게 나올 수 있는 발음들인 것이다.

단순히 '유', '요', '예' 등의 발음은 그다지 어렵지 않지만 'ㄱ', 'ㄷ', 'ㅂ' 등의 까다로운 자음이 그 모음들의 앞에 붙으면 발성기관의 운동이 미진한 어린이들로서는 발음하기가 매우 어려워진다. '가구', '예' 등의 발음을 무난히 하면서도 막상 'ㄱ'과 'ㅔ' 합쳐진 '계' 발음을 못하여 '안녕히 계세요' 하라면 '안녕히 가세요' 라고 하는 어린이들이 많다.

발성기관의 발달이 정상적으로 이루어진 어린이라면 만 3세가 지나면서부터는 어떠한 발음이라도 별 어려움 없이 모방할 수 있다. 그러나 왜곡된 청각을 지닌 어린이의 발성기관은 만 3세가 지나서도 위의 복잡한 발음들을 자연스럽게 할 만큼 성숙되지 못하게 된다. 청각기관으로부터 정확한 자음들을 공급받지 못한 언어 세포가 발성기관을 충분히 훈련시킬 수 없었기 때문이다. 결국 복합자음, 복합모음, 그리고 'ㄹ' 발음을 정확히 하지 못하는 근본적인 원인 역시 청각왜곡에 있는 것이다.

부정확한 발음을 하는 어린이들 중 일부는 실제로 뭉툭한 혀를 지니고 있기도 하다. 그래서 혀 밑의 끈인 설소대를 약간 절개하는 수술을 받는 어린이들도 있는데, 이는 문제 해결에 아무런 도움도 되지 않는다. 앞에서도 언급했듯이, 말을 할 때 혀의 최종목적지는 앞니의 뒷면이다. 그리고 아무리 뭉툭한 혀라고 해도 그 끝이 앞니의 뒷면까지도 미치지 못하지는 않는다. 혀끝이 앞니의 뒷면에 닿아야만 발음될 수 있는 음들은 'ㄴ(n)', 'ㄷ(d)', 'ㅅ(s)', 'ㅌ(t)', 이 네 가지 자음들뿐이다. 그 밖의 모든 자음과 모음들은 혀를 앞니에 대지 않고도 발음할 수가 있음을 직접 확인해 볼 수 있다.

그러므로 청각왜곡으로 인해 이 네 자음들이 정확히 들리지 않아 '토끼'를 '코끼'로 혹은 '나비'를 '아비'로 발음하는 어린이는 혀를 앞니까지 보내야 할 일이 거의 없을 것이다. 따라서 그 어린이 혀의 전진 후퇴 움직임은 그 만큼 제한적일 수밖에 없으므로 시간이 지남에 따라 약간 뭉툭해지기도 한다. 결국, 발음부정확의 근본적 원인은 청각왜곡에 있는 것이지 뭉툭한 혀에 있는 것이 아니므로 인위적인 방법으로 혀를 길게 해 준다고 해서 그 어린이가 못하던 발음을 잘하게 되지는 않는 것이다.

1-2. 중증 조음장애

언어 치료실이나 조기교실에는 무슨 소리인지 알아들을 수 없는 말을 하는 어린이들이 적지 않다. 사람들은 그 어린이들이 외계인의 말을 한다고 생각하기도 하는데 사실은 그 어린이들이 그렇게 말을 하는 것도 청각왜곡 때문이다.

일반적으로 알려져 있듯이 언어를 주관하는 세포는 좌뇌에 위치해 있다. 왼쪽 귀로 들린 소리는 우뇌로 전달되고, 오른쪽 귀로 들린 소리는 좌뇌로 전달이 된다는 것도 많은 사람들이 알고 있다. 오른쪽 귀로 들린 소리는 즉각적으로 좌뇌의 언어 세포로 전달되는 반면, 왼쪽 귀로 들어 우뇌로 전달된 소리는 그곳에서부터 좌뇌의 언어 세포까지 전달되는 데에 0.1초~0.4초 정도의 시간이 소요된다. 〈그림 2-A〉가 이 현상을 묘사하고 있다.

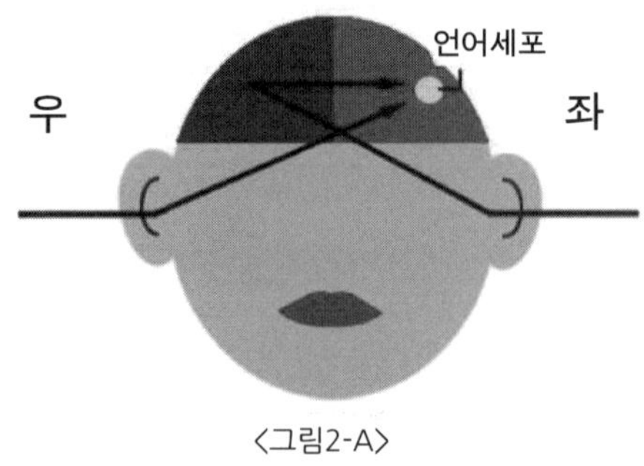

〈그림2-A〉

그렇다면 만약에 모음의 주파수인 1,000~1,500헤르츠는 오른쪽 귀가 잘 듣고 그 밖의 모든 주파수들은 왼쪽 귀가 잘 듣는 청각(《그림 2-B》)을 지녔다면 어떤 현상이 생길까?

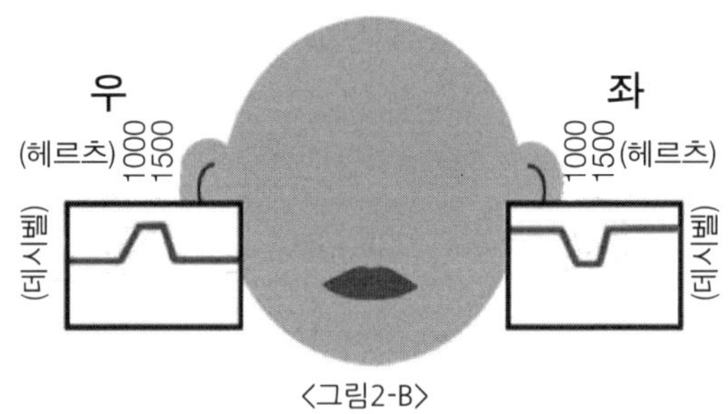

〈그림2-B〉

왼쪽 귀로 들린 말소리가 우뇌를 거쳐 좌뇌의 언어 세포에 도달하는 시간이 0.1초 정도라면 큰 문제가 되지 않을 수도 있다. 그러나 그 시간이 0.1초를 훨씬 초과한다면 심각한 문제가 발생한다. 왼쪽 귀로 들린 소리가 우뇌를 거쳐 좌뇌의 언어 세포에 도달하는 데에 0.4초가 걸리는 어린이가 'NO'라는 말을 들었다고 가정해 보도록 한다.

우선 그 어린이는 자음인 'N'은 왼쪽 귀가, 모음인 'O'는 오른쪽 귀가 받아들였을 가능성이 높다. 그런데 일반적인 속도로 말을 할 때 음과 음 사이의 시간 간격은 0.1초 정도이므로 단어의 첫 음인 'N'이 그다음 음인 'O'보다 0.1초 먼저 나왔다고 가정할 때 왼쪽 귀로 들린 'N'이 우뇌를 거쳐 좌뇌의 언어 세포에 도달하는 0.4초 동안 'N'보다 0.1초 늦게 나온 'O'가 이미 언어 세포에 도착해 있게 된다. 결국, 그 어린이의 언어 세포에서는 'O'가 'N'보다 먼저 처리됨으로써 그 어린이는 'NO'를 전혀 다른 단어인 'ON'으로 듣게 될 것이다. 그 어린이가 'NO'를 'ON'으로 혹은 '자동차'를 '아즈오드아츠'로 발음할 때 어느 누구도 그 어린이의 말을 알아듣지 못할 것이다.

이런 식의 잘못된 청각을 지닌 어린이에게도 정확한 발음을 가르칠 방법이 전혀 없는 것은 아니다. 그 어린이에게도 말을 매우 천천히, 그리고 또박또박하게 해 주면 그 말을 정확히 따라 하기도 한다. 음과 음 사이가 0.4초 이상이 되도록 말을 천천히 해 줄 때 그 어린이의 언어 세포는 음을 올바른 순서로 처리할 시간을 벌게 되기 때문이다. 예를 들어, 그 어린이에게 'NO'라는 말을 할 때 매우 천천히 해주면 'N'과 'O' 사이가 0.4초 이상 벌어지게 될 것이다. 그렇다면 비록 왼쪽 귀가 'N'을 들었을지라도 'N'이 언어 세포에 도달한 후 'O'가 들리게 되므로 그 어린이는 'NO'를 'ON'이 아닌 'NO'로 듣고 발음하게 될 것이다.

그러나 모든 사람들이 그 어린이에게 항상 이런 식으로 말을 해줄 수가 없으므로 그 어린이는 결국 심각한 언어지체를 겪게 될 것이다. 이런 청각을 지닌 어린이의 경우, 자기 말을 다른 사람들이 알아듣지 못함을 깨닫는 순간부터 입을 닫아버려 시간이 지남에 따라 뇌의 언어 세포마저도 퇴화해 버릴 수가 있다.

1-3. 말더듬증

말을 더듬는 원인은 크게 다음의 두 가지로 나눌 수 있다.

1) 심리적 원인

부정확한 발음, 자신감 결여 등으로 다른 사람들 앞에서 말할 때 심적 부담을 느낌으로써 말을 더듬게 됨.

2) 공명현상

자기 목소리가 자기에게 메아리침으로 인해 말을 자연스럽게 이어서 할 수 없게 됨.

심리적 원인에 의한 말더듬증은 고치기 매우 어려우며, 특히 자신감 결여로 인한 말더듬증은 청각왜곡과 상관이 없으므로, 이곳에서는 공명현상에 의한 말더듬증에 대해 집중적으로 설명하도록 한다(〈그림 2-C〉 참고).

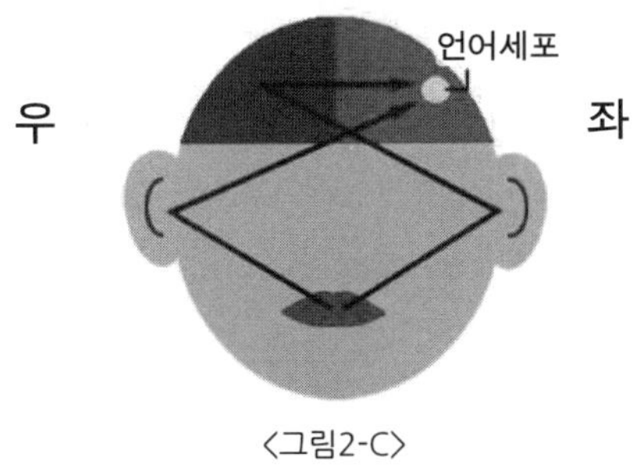

<그림2-C>

자기 목소리는 외이와 중이를 거치지 않고 머릿속에서 울려서 자기에게 들리게 된다. 보통 사람들은 일반적으로 자기 목소리가 이마의 가운데 부분 혹은 이마의 오른쪽 부분에서 울리게 된다. 자기 목소리가 이마의 가운데나 오른쪽 부분에서 울린다는 것은 자기 목소리를 듣는 기능에 있어 양쪽 귀가 균일하거나 오른쪽 귀가 우세함을 의미한다. 이럴 경우, 자기가 낸 목소리는 좌뇌의 언어 세포로 즉시 전달되므로 자기가 한 말이 곧바로 자기에게 들리게 된다.

그러나 자기 목소리가 왼쪽 귀에서 울리는 청각을 지닌 어린이는 자기가 낸 목소리가 즉각적으로 처리되지 않는다. 자기가 낸 목소리는 왼쪽 귀를 경유하여 일단 우뇌로 보내지는데, 우뇌에는 언어를 이해하는 세포가 없으므로 그 소리가 다시 좌뇌로 이동되어야 하며 이 과정에서 0.1초~0.4초 정도의 시간이 걸리기 때문이다. 즉, 자기가 낸 목소리가 0.1초~0.4초 후 자기에게 메아리침으로써 다음 말을 부드럽게 이어갈 수 없게 되는 것이다.

오른쪽 귀와 왼쪽 귀를 한쪽씩 번갈아 가며 손으로 막고 책을 소리 내어 읽어 보도록 하자. 오른쪽 귀를 막았을 때는 오른쪽 귀에서 자기 목소리가 울리고, 왼쪽 귀를 막았을 때에는 왼쪽 귀에서 자기 목소리가 울리게 되는 것을 느낄 수 있을 것이다. 그런데 오른쪽 귀에서 자기 목소리가 울릴 때와는 달리 왼쪽 귀에서 자기 목소리가 울릴 때에는 메아리치는 자기 목소리 때문에 책 읽기를 계속하는 데에 어려움을 느끼게 될 것이다. 왼쪽 귀를 막은 상태에서 소리 내어 글을 읽을 때에는 아주 천천히 읽지 않는다면 더듬게 될 수도 있다. 이것이 바로 공명현상으로 인해 말을 더듬는 어린이들이나 성인들이 말을 할 때마다 겪는 현상인 것이다.

2. 학습장애

1997년 6월 3일자 조선일보에는 학습장애에 관계된 아래와 같은 기사가 실린 적이 있다.

"초등학교 3학년 찬수(가명)는 축구를 무척 잘하고, 지능지수(IQ)도 1백10으로 보통 이상이다. 그러나 성적은 밑바닥이다. 3학년이 됐지만 국어책을 제대로 읽지 못하고 받아쓰기도 엉망이다. "등대지기는 등댓불을 환하게 밝혔습니다."를 "등가기기는 등가 뿔을 활아게 바거씁니다."로 받아쓴다."

이 기사를 쓴 기자는 찬수의 증세는 학습장애이며 학습장애의 원인은 '뇌 일부 신경의 이상'이라고 전문가들의 의견을 빌어 결론지었다. 그러나 찬수가 국어책을 제대로 읽지 못하고 받아쓰기가 엉망인 것은 뇌 일부 신경의 이상이 아닌 청각왜곡에 의한 것이다. 즉, 찬수는 자기에게 들리는 대로 발음하고 받아쓰다 보니 그렇게 된 것뿐이다.

실제로 학습장애 어린이들의 청각을 검사해 보면 그들 모두에게서 예외 없이 왜곡된 청각이 확인된다. 청각왜곡과 학습장애 사이에 존재하는 상관관계를 몇 개의 유형들을 통해 살펴보도록 한다.

2-1. ADHD(Attention Deficit/Hyperactivity Disorder)

높은 지능이 요구되는 컴퓨터 오락이나 퍼즐 등에는 놀라운 재능을 보이면서도 기본적인 학습조차 되지 않는 어린이들이 있다. 그 어린이들은 대체로 자기가 좋아하는 일에 몰두할 때를 제외하곤 한곳에 차분히 앉아 있지를 못하며 교실에서도 선생님 말씀에 거의 귀를 기울이지 않는다. 그 어린이들을 이토록 산만하게 만드는 요소가 무엇일까?

누구라도 옷 속에 개미 한 마리가 들어가서 돌아다닌다면 가만히 앉아 있기 힘들 것이다. 정신을 집중해 보려고 애를 써도 잘되지 않을 것이다. 물론, 산만한 어린이들의 옷 속에 개미가 들어가 있다는 것은 아니다. 그러나 눈에 보이지 않는 무엇인가가 그들의 정신 집중을 방해할 뿐 아니라 그들로 하여금 과잉행동을 하게끔 유도하고 있음은 분명하다.

산만한 어린이들의 청각을 검사해 보면 그들이 예외 없이 몇몇 높은 주파수의 음들에 매우 민감한 청각을 지니고 있음을 확인하게 된다. 그들은 자신들의 특수한 청각으로 인해 보통 사람들이 듣지 못하거나 들더라도 무시할 만한 소음들을 엄청나게 많이 듣고 있는 것이다.

그들의 귀를 잠식하고 있는 많은 소음들은 극심한 스트레스의 원인이 되기도 한다. 그들이 집이나 학교에서 소리로 인해 받는 과도한 스트레스는 난폭한 행동 혹은 심한 투정으로 이어지기 쉽다.

청각검사 후 내가 그들의 특별한 청각에 대해 설명했을 때 어린이와 엄마의 반응들 중 몇 가지를 소개하고자 한다.

사례 1

엄 마 : 그럼 진짠가? 이 녀석이 밤만 되면 윗집 싸움하는 소리 때문에 공부를 못 하겠다고 해서 저는 거짓말하지 말라고 야단만 쳤죠.

어린이: 나는 윗집 TV 채널 바꾸는 소리까지 들려.

사례 2

어린이 : 나는 윗집 개가 바닥 긁는 소리 때문에 잠을 잘 수가 없어요.

엄 마 : 윗집에 개가 있어?

사례 3

어린이 : 맞아요, 나는 옆집 소리기 더 들려요.

엄 마 : 근데 왜 얘기 안 했어?

어린이 : 난 엄마도 듣는 줄 알았죠.

이런 어린이들에게는 소아정신과로부터 거의 예외 없이 ADHD라는 진단과 함께 약물치료, 행동 수정치료 등의 처방이 내려진다. 그러나 문제의 발단인 청각왜곡이 해결되지 않은 상태에서 그러한 치료들을 시도하는 것은 금이 간 항아리에 물을 채우는 것과 흡사하다.

2-2. 난독증

글을 원활히 읽지 못하는 증세를 난독증(dyslexia)이라고 하는데, 미국에서는 전체 인구의 5~10%가 이 증세를 지니고 있을 정도로 흔하다 (1994. 9. 21./28. 뉴스위크 한글판). 난독증의 원인에 대해서는 여러 가지 학설들이 있지만, 베라르 박사는 청각왜곡이 난독증의 주된 원인이라고 주장한다.

청각왜곡으로 인해 부정확한 발음을 하는 어린이들은 책을 소리 내어 읽을 때에도 역시 부정확한 발음을 하게 된다. 그런 어린이들은 대체로 자음 계통이 취약하므로 받침이 들어간 단어를 읽을 때 특히 곤란을 겪게 된다. 책을 읽을 때마다 선생님 혹은 부모님으로부터 지적을 받다 보면 책 읽기를 점점 멀리하게 되기 쉽다. 이보다 더욱 심각한 경우로서, 글 자체를 아예 배우지 못하는 어린이들도 있다.

읽기가 어느 정도 숙달되고 나면 소리를 내지 않고도 얼마든지 글을 읽을 수가 있으나, 처음으로 글을 배우는 단계에서는 반드시 소리를 내어 읽어봐야 한다. 글자를 소리 내어 읽고 그 소리를 자기가 들음으로써 그 글자의 의미를 익혀가는 것이다.

그러나 자기가 내는 소리가 어떤 음은 오른쪽 귀에서 어떤 음은 왼쪽 귀에서 울리는 청각을 지니고 있다면 문제가 복잡해진다. 말더듬증의 원인이 되기도 하는 이러한 청각을 지닌 어린이는 난생처음으로 글을 접하는 순간부터 혼동에 빠지게 된다. 왼쪽 귀로 들린 소리와 오른쪽 귀로 들린 소리가 언어 세포에 도달하는 속도가 달라서 막상 자기가 읽은 글자가 자기에게는 이상하게 들리게 되기 때문이다.

예를 들어, 자음(125~750헤르츠)은 왼쪽 귀에서 울리고 모음(1,000~1,500헤르츠)은 오른쪽 귀에서 울리는 청각을 지닌 어린이가 '가' 라는 글자를 읽었다고 가정해 보자. 오른쪽 귀에서 울린 소리가 더욱 빠르게 언어 세포에 도착하는 원리로서(1-3. 말더듬증의 〈그림 2-C〉 참고) 그 어린이에게는 나중에 나온 모음이 먼저 나온 자음보다 먼저 감지될 수 있다. 결국 자기가 '가'라고 발음한 글자가 자기에게는 '아그'로 들리면서 더 이상 글 배우기를 계속할 수 없게 된다.

글을 전혀 읽지 못하여 글을 필요로 하지 않는 직업을 가지고 살아가는 사람들이 실제로 우리 주변에 많다. 사람들은 일반적으로 그들이 지능이 낮아서 글을 배우지 못한다고 생각하지만, 그들 중 기계조작, 암산(暗算) 등에서 빼어난 능력을 나타내는 이들도 많이 있는 것으로 볼 때 그들의 지능에 문제가 있는 것은 분명히 아니다.

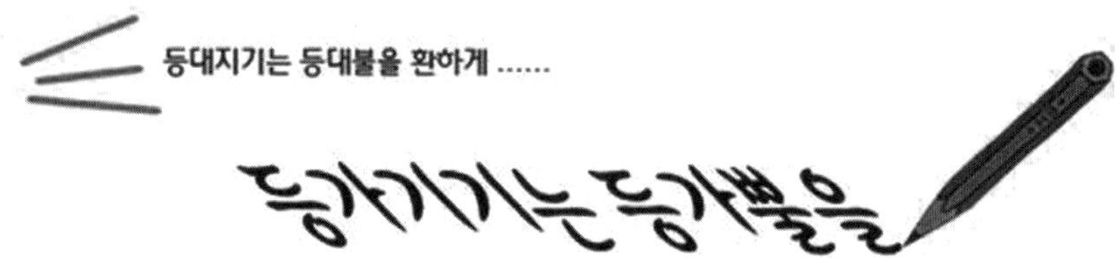

반드시 그런 것은 아니지만, 받아쓰기에서 실수를 많이 하는 어린이들은 대체로 발음 역시 부정확하다. 자기에게 들리는 대로 말을 배워 부정확한 발음을 하듯이, 받아쓰기를 할 때에도 역시 자기에게 들리는 대로 쓰다 보니 엉뚱한 단어들을 쓰게 되는 것이다. 그 어린이들이 받아 쓴 답안지들을 유심히 관찰해 보면 같은 음에서 비슷한 실수를 반복했음을 발견할 수 있다.

이 장(障)의 서두에서 소개된 찬수의 경우에는 청각왜곡의 정도가 그다지 심하지 않기 때문에 모음의 간섭을 비교적 덜 받는 자음들, 즉 각 단어의 첫 자음들('등대지기'와 '등댓불'의 'ㄷ', '환하게'의 'ㅎ', 그리고 '밝혔습니다'의 'ㅂ')은 정확히 듣고 받아쓰었음을 알 수 있다. 내가 찬수의 청각을 검사해보지는 않았지만 찬수는 자음보다 모음이 크게 들리는 청각을 지니고 있음이 분명하다. 찬수보다 더욱 심하게 청각이 왜곡되어 「응아이 이우 응아우우 와아에 아어우이아」로 들리는 어린이도 있을 것이다.

많은 사람들이 의아해하는 것은 찬수 같은 어린이들도 간혹 받아쓰기에서 100점을 맞을 때가 있다는 사실이다. 받아쓰기를 잘하지 못하는 어린이들의 대표적인 세 가지 유형들을 통해 이런 현상을 설명해 보도록 한다.

1) 말을 배우기 전부터 왜곡된 청각을 지닌 어린이

이 어린이는 언어를 처음 접하는 순간부터 자신만의 음의 세계에서 착각 속에 살게 된다. 예를 들어, 태어나면서부터 'ㄱ'음이 들리지 않는 어린이에게는 'ㄱ'이란 음은 이 세상에 존재하지 않는 것과 같다. 'ㄱ'음이 'ㄷ'음으로 들려 '고릴라'를 '도릴라'로 알고 있는 어린이는 글을 배우면서 자기 귀에 'ㄷ' 비슷하게 들리는 음은 'ㄱ'으로 써야 함을 스스로 터득하게 된다. 그 어린이는 '고릴라'라는 단어를 말하거나 읽을 때에는 '도릴라'라고 발음할지라도 글로 쓸 때에는 '고릴라'로 쓸 수도 있을 것이다. 나는 '학교'를 '하뚀'로 발음하면서도 쓸 때에는 '학교'로 바르게 쓰는 어린이를 실제로 만난 적이 있다.

2) 말을 어느 정도 배우고 난 후 왜곡된 청각을 지니게 된 어린이

이 어린이는 비교적 정확한 발음으로 책을 읽거나 말을 하면서도 받아쓰기는 엉뚱하게 할 때가 많다. 그 어린이는 선생님의 목소리를 깨끗이 듣지 못하므로, 우리가 잘 들리지 않는 전화로 주소, 이름 등을 받아 적다 보면 잘못 적을 수도 있듯이 받아쓰기에서 실수를 하게 되는 것이다.

그러나 그 어린이도 교과서 등을 통해서 이미 익숙해진 단어나 문장은 정확히 들리지 않더라도 바르게 받아쓸 수 있을 것이다. 또한, 그 어린이가 선생님의 목소리를 깨끗이 듣지 못하는 것은 귀가 어두워서가 아니라 주변 소음들을 상대적으로 크게 듣기 때문이므로 조용한 장소에서는 받아쓰기를 매우 잘하기도 한다. 학교에서의 받아쓰기에서는 형편없는 점수를 받으면서도 집에서 엄마가 불러주면 잘 받아쓰는 어린이들도 있는데, 이는 집이 학교보다 훨씬 조용한 데다가 엄마는 선생님보다 천천히, 그리고 또박또박 읽어주기 때문이다.

3) 오른 쪽 귀와 왼쪽 귀 청각의 차이가 심한 어린이

이런 청각을 지닌 어린이는 상대방의 말이 혼란스럽게 들리므로 단어 하나하나를 이해하는 데에 약간의 시간이 필요하다. 그러나 이런 사정을 알 리 없는 선생님이 표준 속도로 문제를 읽어 나가면 그 어린이는 문장의 첫 단어(혹은 첫 단어와 끝 단어) 외에는 받아쓰지 못할 것이다. 그 어린이도 단어 하나하나에 약간의 시간 간격을 두고 천천히 읽어주면 정확히 받아쓸 수 있다.

결론적으로, 받아쓰기에서 유난히 실수를 많이 하는 어린이들은 거의 모두가 왜곡된 청각을 지니고 있다고 볼 수 있다. 청각이 왜곡된 시점이 언제이든 간에 말소리를 정확히 듣지 못하는 그들에게 받아쓰기란, 넘기 힘든 하나의 높고 험한 산과도 같다. 바로 앞에서 소개된 신문기사의 주인공인 찬수는 다행스럽게도 청각왜곡의 정도가 매우 경미하여 초보적인 학습인 읽기와 쓰기가 어느 정도까지는 가능했을 것이다. 그러나 찬수보다 더욱 심하게 왜곡된 청각으로 인해 멀쩡한 지능을 지녔음에도 기초 학습조차 전혀 되지 않는 어린이들이 우리 주변에는 너무도 많다.

3. 자폐성향

자폐성향이란 문자 그대로 자기만의 폐쇄된 행동을 일컫는 용어로서, 영어에서도 'autism'이란 원어 이외에 자신만의 감옥이란 의미에서 'self-imprisonment'라는 용어로 묘사되기도 한다. 내가 지난 19년간 만났던 수많은 자폐성향 어린이들을 통해 보고 느낀 점들을 토대로 하여 청각이 자폐성향에 미치는 영향에 대해 살펴보기로 한다.

3-1. 자폐성향의 원인

자폐성향은 뇌 활동 장애의 일종이다. 더욱 구체적으로 말하자면, 자폐성향은 좌뇌의 발달부진에 의해 나타나는 증세이다.

태어나는 순간부터 활동을 시작하는 우뇌와는 달리 좌뇌는 생후 18개월이 될 때까지 거의 휴면상태에 놓여 있다. 좌뇌를 18개월간의 긴 잠에서 깨어나게 하는 가장 중요한 요소는 소리이다. 귀를 통해 끊임없이 유입되는 소리의 자극이 어느 정도 축적될 때 좌뇌는 비로소 본격적인 활동을 시작하는 것이다. 소리를 귀담아 듣는 것은 좌뇌 기능들 중 하나이다.

정상아동들은 본능적으로 주변의 소리들에 귀를 기울인다. 그러나 자폐아동들은 자기 주변에서 발생하는 소리들을 무시하려는 경향이 있다. 과민한 청각으로 인해 소리에 의한 고통을 느끼다 보니 자신을 괴롭히는 그 소리로부터 스스로를 보호하기 위해 하는 행동이다.

소리를 의도적으로 무시하는 행위를 영어로는 'tuning out'이라고 하는데 이 과정에서 그 어린이는 자신에게 꼭 필요한 소리들(부모의 목소리 등)조차도 함께 흘려버리고 만다. 그 결과, 충분한 자극을 전달받지 못한 좌뇌는 계속 휴면상태에 머물게 되고, 좌뇌의 기능들(언어, 사회성 등) 역시 개발되지 못한다.

나는 지난 19년 동안 수천 명의 자폐아동들을 만났지만, 청각검사가 이루어진 어린이들의 수는 전체의 10% 정도였다. 청각검사를 위해서는 검사받는 어린이가 '들려요', '안 들려요'의 의사표현을 정확히 해주어야 하는데, 대부분의 자폐아동들이 이러한 표현을 하지 못하기 때문이었다. 그러나 검사가 이루어진 그 10%의 어린이들로부터 확인된 사실은 그들 모두가 2,000헤르츠 이상의 높은 주파수들에 매우 민감한 청각을 지니고 있다는 것이었다. 검사에 성공한 어린이들 모두에게서 이러한 청각상의 특징이 확인되는 것으로 미루어, 검사가 이루어지지 않은 그 90%의 어린이들 역시 같은 유형의 청각을 지니고 있으리라고 추측할 수 있다.

결론적으로, 자폐성향은 좌뇌의 이상에 의한 것이고 좌뇌의 이상은 과

민한 청각에 의한 것이므로, 청각왜곡(과민청각)이 자폐성향의 근본원인
이라고도 할 수 있다. 자폐성향 어린이들의 청각왜곡은 유아기 때에 복
용한 항생제로 인해 생기는 경우가 많다.

3-2. 청각적 특성

자폐아동들이 민감하게 받아들이는 2,000헤르츠 이상의 고주파수는
헤어드라이어, 드릴 등의 전기기구에서 많이 나오며 접시 부딪치는 소리
나 자동차 급브레이크 소리도 그 주파수대에 속한다. 자폐성향 어린이들
이 미장원이나 식당에서 특히 괴로워하는 것도 소리 때문인 것이다.

어린이들의 울거나 떠드는 소리도 같은 주파수대에 해당하므로 유치
원, 학교 등 어린이들이 많이 모이는 장소에서 자폐아동들은 끔찍한 고
통을 느낄 수도 있다. 우리가 유리나 쇠를 자르는 공장에서 귀마개도 없
이 있는 것과 흡사한 느낌일 것이다.

자폐아동들이 간혹 특별한 소음이 없는 상태에서도 귀를 막는 것은 자
기가 싫어하는 소리가 어디에서인가 나고 있기 때문이다. 누가 울면 달
려가서 때려주는 어린이들도 있는데, 이 역시도 그 울음소리가 너무도
괴롭기 때문이다.

이처럼 그동안 풀리지 않던 그들 행동에 대한 많은 의문들이 일단 청
각적인 관점에서 접근해 보면 서서히 풀리기 시작한다. 그들의 과민한
청각은 그들이 지닌 여러 문제들 중의 하나가 아니고 그 모든 문제들의
발단인 것이다.

자폐아동 부모들 중에는 자기 아이의 청각이 오히려 둔감하다고 느끼는 이들도 있다. 그러나 그 어린이들의 청각이 둔감한 듯 보이는 것은 그들의 귀가 어두워서가 아니다. 그들은 귀가 소음에 잠식이 되어 있거나, 의도적으로 소리를 무시하기 때문에 소리에 적절한 반응을 하지 못하고 있는 것이다.

일반 성인들 중에도 자폐아동들과 같은 유형의 청각을 지니고 있는 이들이 있는데, 그들은 모기 날아다니는 소리 때문에 밤잠을 못 이룬다거나 자신의 심장박동 소리가 너무 크게 들려서 무섭다거나 하는 등의 호소를 하기도 한다. 그렇다면 자폐아동들도 주변 혹은 자기 몸속의 소리들로 인해 고통을 받고 있으면서도 이를 적절히 표현하지 못하고 있는 것은 아닐까? 혹은 다른 사람들 모두도 자기들처럼 그러한 소리들을 들으면서도 잘 견디고 있는 것이라고 생각하며 그 고통을 참고 있는지도 모를 일이다.

3-3. 좌뇌와 우뇌

자폐성향을 이해하기 위해서는 좌뇌와 우뇌의 특성을 알아야 한다.

우리의 뇌는 좌뇌와 우뇌 이렇게 두 개의 반구(hemisphere)로 이루어져 있다. 좌뇌와 우뇌는 서로 긴밀히 교류하며 우리 몸의 거의 모든 활동을 주도해 가지만, 각자의 역할은 판이하다. 좌뇌와 우뇌의 대표적인 몇 가지 기능들을 비교해 보도록 한다.

좌 뇌	우 뇌
언어	---
사회성	---
즐거운 감정	우울한 감정
긍정적인 생각	부정적인 생각
응용력	암기/모방
듣고 이해하는 기능	보고 이해하는 기능
우측 팔다리의 움직임	좌측 팔다리의 움직임

생후 18개월까지는 정상적인 어린이나 자폐성향 어린이나 별로 다르지 않다. 모두 우뇌만으로 생활하기 때문이다. 그들의 차이점은 생후 18개월부터 드러나기 시작한다.

일반 어린이들은 생후 18개월이 되어 좌뇌가 일을 시작하면서부터 사회성이 발동하여 친구들과 어울리며 언어를 급속도로 발전시켜 간다. 언어와 사회성은 좌뇌에 의해 주관되는 분야이기 때문이다. 그러나 자폐성향 어린이들은 생후 18개월이 되어도 좌뇌가 깨어나지 못함으로써 일반 어린이들과 다른 발달과정을 보이기 시작한다. 사회성이 없으니 남들과의 교류에 관심이 없고, 그렇다 보니 언어의 의미도, 필요성도 느끼지 못한다. 원래 하던 말조차도 하지 않는 어린이들도 많다.

부모들은 처음에는 '아이가 좀 특이하다'고 느끼긴 하지만 별로 대수롭지 않게 받아들인다. 그러다가 그 어린이가 생후 24개월 정도 되는 시점에서 드디어 뭔가 심각한 문제가 있음을 깨닫게 되는 경향이 있다.

언어에 있어서도 좌뇌와 우뇌의 역할은 서로 다르다. 이를 정리해 보면 다음과 같다.

좌 뇌	주어, 전치사, 감탄사, 질문, 자발어(스스로 하는 말)
우 뇌	동사, 명사, 반향어(따라서 하는 말)

'나는 학교에 간다'의 영어표현인 'I go to school'을 예로 든다면, 주어인 'I'와 전치사인 'to'는 좌뇌가, 동사인 'go'와 명사인 'school'은 우뇌가 이해를 하는 것이다. 매우 복잡하게 여겨질 수도 있겠지만 동사와 명사는 단순히 암기하면 되는 것이므로 우뇌가 이해를 하고, 주어와 전치사는 변형 또는 응용을 요하는 것이므로 좌뇌가 이해를 한다고 보면 된다. 그러나 결론적으로는, 이런 간단한 문장 하나를 이해하기 위해서도 좌뇌와 우뇌는 서로 협조가 되어야 하는 것이다.

자폐성향 어린이들은 주어와 전치사의 개념이 없다. 의문문이나 감탄사를 사용할 줄도 모른다. 질문을 받으면 그 질문에 대답을 하기보다는 그 질문을 그대로 따라하는 경우가 더욱 많다. 예를 들어, "밥 먹었니?" 하면 "네!", "아니요!"로 대답하는 대신에 "밥 먹었니?" 하고 상대방의 질문을 그대로 반복하는 것이 자폐성향 어린이들 언어의 특징이다. 자폐성향 어린이들의 경우, 언어를 주도해야 할 좌뇌가 활동을 하지 않다 보니 우뇌가 대신 언어를 주도함으로써 나타나는 현상들이다.

4. 지적장애

원래는 '정신지체'란 용어로 사용되던 증세인데, 그 어감이 좋지 않다고 하여 몇 해 전부터 지적(知的)장애란 용어가 대신 사용되기 시작했다.

지적장애 판정을 받는 어린이들 역시 자폐성향 어린이들과 마찬가지로 예외 없이 과민한 청각을 지니고 있다. 그러나 특정한 주파수에만 민감한 자폐성향 어린이들과는 달리 지적장애 어린이들은 전체적인 주파수에 민감하므로 소리에 대한 반응은 크게 두드러지지 않을 수 있다. 예를 들자면, 기타 줄 6개가 동시에 울렸다고 할 때 자폐성향 어린이들은 그 중 한 음(특히 높은 음)만이 유난히 날카롭게 들림으로써 그 소리로 인해 고통을 느끼지만, 지적장애 어린이들은 그 여섯 음 모두가 크게 들림으로써 멍하기는 하지만 별 고통은 느끼지 못하는 것이다.

사람들은 필요한 소리에 귀를 기울이는 기능을 지니고 있다. 우리가 누군가와 대화를 나눌 때에는 불편함을 못 느끼지만, 막상 그 대화를 녹음기를 통해 다시 들어보면 많음 소음들(음악 소리, 자동차 소리 등)이 대화를 방해하고 있었음을 깨닫게 된다. 우리가 대화 중에 그 소음들을 느끼지 못했던 것은 우리의 귀가 상대방 목소리에 집중하기 위해 그 소음들을 차단했기 때문이다. 그러나 녹음기에는 그런 기능이 없으므로 모든 소리들이 그대로 담겨 있는 것이다.

말을 배우는 어린이들은 사람 목소리에 우선적으로 귀를 기울인다. 주변에 많은 소음들(시계 소리, 수돗물 소리 등)이 있지만, 사람 목소리에 귀를 기울이는 동안은 그 소음들이 차단되는 것이다. 그러나 지적장애 어린이들의 귀에는 주변 소음들이 실제보다 몇십 배 혹은 몇백 배 확대되어 들리므로 사람 목소리가 그 속에 파묻혀 버리기 쉽다. 그 어린이들은 무슨 소리에 귀를 기울여야 하는지를 몰라 멍하게 있다가 언어를 배울 시기를 놓쳐버리고 만다. 지적장애 어린이들은 만 4세가 지나서야 말을 시작하는 경향이 있는데, 이것은 그 어린이들이 그때서야 비로소 자기가 귀를 기울여야 할 소리가 사람 목소리임을 깨닫게 되기 때문이다.

지적장애 어린이들은 일단 언어가 시작되면 빠른 속도로 언어를 발전시켜 나가기도 한다. 그러나 청각상의 결함은 계속 남아있으므로 부정확한 발음과 언어 이해력(인지능력) 부족 등의 문제는 쉽게 해결되지 않는다. 부정확한 발음을 하는 원인에 대해서는 이 책의 「언어장애/조음장애」에 자세히 설명되어 있으므로 이곳에선 언어 이해력 부족의 원인에 대해서만 설명하도록 한다.

"지적장애 어린이들은 청각왜곡으로 인해 상대방의 말을 깨끗이 듣지 못하므로 한마디, 한마디를 정리해 보아야 한다. 예를 들어, "손 씻어."라고 말하면 "이게 무슨 소린가?" 하고 잠시 생각한 후 그것이 손을 씻으라는 지시임을 깨닫고 실행에 옮기게 된다. 그러나 "손 씻고 밥 먹어."

하는 식으로 두 가지 혹은 그 이상의 지시가 연달아 나오게 되면 손 씻으라는 처음 지시를 정리하고 이해하는 동안 밥 먹으라는 두 번째 지시사항은 그냥 흘려버려서 듣지 못할 수 있다. 외국어를 청취하던 중 알쏭달쏭한 단어를 만나 그 뜻을 생각하다가 뒤에 나오는 문장을 놓친 경험이 있는 사람은 이런 현상을 이해하기 쉬울 것이다."

전문기관에서의 지능검사에서 아이큐가 50~70 정도가 나오면 지적장애라는 판정이 내려지게 된다. 그러나 그 어린이의 청각적 특성을 고려하지 않은 상태에서의 지능검사는 별 의미가 없다. 지적장애 어린이들에게 지능검사란 눈이 나쁜 어린이에게 안경 없이 시험을 보게 하는 것과 마찬가지이기 때문이다.

병원에서 지적장애 판정을 받은 적이 있는 만 6세 남자 어린이가 엄마 손에 이끌려 내 사무실을 찾았다. 그 어린이는 내가 엄마와 잠깐 얘기를 나누는 사이 재빨리 내 컴퓨터를 차지하곤 순식간에 한 인터넷 게임 사이트에 접속했다. 능숙한 솜씨로 키보드와 마우스를 다루며 게임을 즐기는 그 어린이를 보며, 나는 "저런 어린이에게 지적장애라는 판정을 내린 그 의사가 지적장애가 아닐까?" 하는 생각을 하게 되었다. 병원에서 진단된 그 어린이의 아이큐는 60이었다.

'아이큐 50, 지적장애'란 진단을 받았던 만 4세 여자 어린이는 청각검사기를 보는 순간 검사기 램프의 불이 켜지면 소리가 나오고, 꺼지면 소리가 나오지 않는다는 것을 알아차렸다. 그리고는 소리를 듣고 대답을 하는 대신 불빛을 보면서 대답을 하는 바람에 청각검사를 포기해야 했다. 원래 검사받는 어린이는 검사기 조작 모습이 보이지 않도록 건너편에 앉아야 하는데, 그 어린이는 엄마와 떨어지지 않으려고 해서 내 옆에서 엄마가 품에 안은 채 검사를 시도하다가 그렇게 된 것이다.

내가 보는 관점에서 그 어린이들의 지능은 분명히 평균 이상이다. 컴퓨터를 조작하거나 검사기 불빛의 의미를 스스로 터득하는 행동은 지능이 낮은 어린이가 결코 할 수 없는 것들이기 때문이다. 지적장애 어린이들의 지능 자체에 문제가 있는 것이 아니다. 과민한 청각으로 인해 소음에 파묻혀 그 지능을 활용하지 못하는 것이 문제인 것이다.

그러나 그 상태가 계속 지속되다 보면 결국 뇌에도 문제가 생기게 된다. 우리 몸의 어떤 기관이든지 사용을 하지 않고 오랜 시간이 지나면 쇠약해지게 되어 있기 때문이다. 그 원인이 무엇이든 간에 정상적인 활동을 하지 못한 채 오랜 세월이 지난 뇌는 그 세월이 길면 길수록 더욱 취약해져 결국은 회복불능의 상태에까지 이를 수도 있다.

5. 음치

우리의 눈은 고정된 사물을 인식하는 기능 이외에도 움직이는 물체를 따라가며 초점을 맞추는 기능, 색상을 구별해 내는 기능 등도 지니고 있다. 고정된 물체를 보는 기능이 뛰어난 눈이라고 해서 반드시 그 밖의 다른 기능들도 우수한 것은 아니다. 이 여러 가지 기능들 중 하나라도 이상이 있으면(예를 들어, 시력은 좋지만 색맹이라면) 완벽한 눈이라고 할 수 없다.

귀 역시도 단순히 모든 소리들을 정확히 뇌로 전달한다고 해서 완벽하다고 단정 지을 수는 없다. 소리의 움직임 즉, 음의 높낮이 변화를 정확히 감지하는 기능, 불필요한 소리들을 차단하는 기능 등까지 갖추고 있어야 만이 완벽한 귀라고 할 수 있는 것이다.

우리가 일반적으로 알고 있는 것과는 달리 음치 역시도 청각 이상에 의한 것이다. 귀의 여러 기능들 중의 하나인 음 높낮이 구별 기능이 결여된 귀를 지닌 사람이 음치가 되는 것이다. 우리가 내는 모든 소리들은 귀에 의해서 그 크기, 높낮이 등이 끊임없이 조절되므로 음의 높낮이를 구별하지 못하는 귀를 지닌 사람이 정확한 음을 구사한다는 것은 불가능한 일이다.

음치들의 청각을 검사해 보면 그들의 청각상 결함이 너무도 간단히 드러난다. 음치가 청각 이상에 의한 것임을 확인하기 위해서 청각검사기 같은 복잡한 기구가 동원될 필요도 없다. 피아노, 실로폰 등의 악기를 이용하여 음치들에게 (건반을 보지 않고) 음의 높낮이 변화를 맞추라고 하면 그들이 틀린 대답을 하는 것을 발견하게 된다.

정상적인 음감을 지닌 사람에게 이 검사는 마치 정상적인 눈을 지닌 사람에게 저 비행기가 이륙하고 있는지 착륙하고 있는지를 보면서 말하라고 하는 것만큼이나 쉽다. 그러나 음 높낮이 구별 기능에 이상이 있는 사람들, 즉 음치들은 이 검사에서 부분적으로 혹은 전체적으로 틀린 대답을 하게 된다. 음 높낮이가 계속 변하고 있는데 전혀 변하지 않고 있다고 우기는 사람도 있다. 음에 무슨 높낮이가 있느냐고 의아해하는 사람까지도 있다.

노래를 못하는 자체는 삶에 큰 지장을 주지 않는다. 그러나 음치의 더 큰 문제는 외국어 학습에 곤란을 초래한다는 것이다.

우리나라 말과는 달리 거의 모든 외국어들은 억양의 변화(intonation)가 매우 심하다. 그중에서도 중국어가 가장 심한데, 중국어 단어 중에는 같은 발음이면서 높낮이에 따라 뜻이 8가지로 변하는 단어도 있다. 아무리 노력을 해도 외국어 회화가 늘지 않는 사람들 중에는 음치 증세를 지닌 이들이 많다.

성악 전공자들 중에는 이태리어를 공부하는 이들이 많다. 가곡을 원어로 부르기 위함인데, 그들 대부분은 그 생소한 언어를 매우 빠르게 습득하여 가르치는 사람이 깜짝 놀랄 정도라고 한다. 그들이 지닌 고도의 음감 때문이 아닐까 생각해 보게 된다.

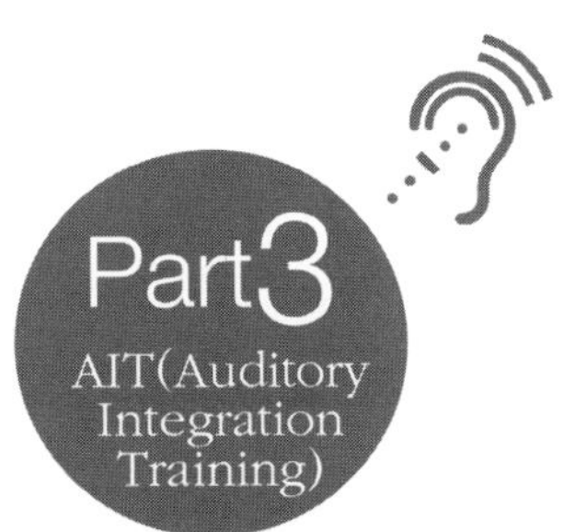

　일반적인 청각질환을 치료하는 방법으로는 약물치료, 수술, 열 치료 등이 있다. 청각 세포들의 괴사에 의해 나타나는 증세인 난청의 경우에는 보청기 착용이 권장되기도 한다. 그러나 청각왜곡은 의학적 방법 혹은 보청기 착용으로 해결될 수 없다.

　청각왜곡을 바로잡기 위해 베라르 박사가 고안한 AIT에 대해 자세히 설명하도록 한다.

1. 원리

AIT의 원리를 이해하기 위해서는 청각기관의 구조를 확실히 알아둘 필요가
있다. 1단원에서 소개되었던 그림들을 다시 한 번 인용하도록 한다.

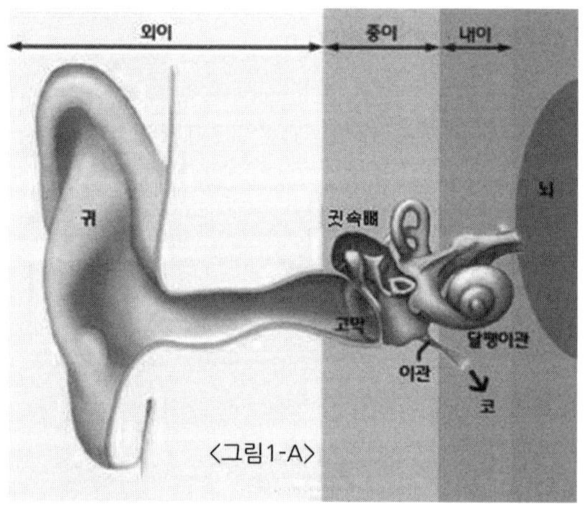

달팽이관 이외의 부분에 생긴 이상들(중이염, 이관염 등)은 단순히 뇌로

전달되는 소리의 양을 감소시키지만, 달팽이관의 이상(혹은 달팽이관 내부

의 청각 세포들의 이상)은 소리의 양적 감소 이외에도 많은 복잡한 문제들의 원인이 된다.

외부로부터 들어온 소리든 몸속에서 전달된 소리(침 삼키는 소리, 자기 목소리 등)든 간에 일단 달팽이관에 도달한 소리는 그 주파수별로 세밀히 분류된다. 이를 자세히 살펴보면 가장 낮은 주파수는 달팽이관의 중심에 위치한 청각 세포에 의해 처리되며, 높은 주파수일수록 중심으로부터 멀리 떨어져 있는 세포들에 의해 처리됨을 알 수 있다. 소리가 주파수에 따라 달팽이관에서의 처리되는 위치가 다른 것은 단맛, 신맛 등이 각각 혀의 다른 위치에서 처리되는 것과 같은 이치이다(〈그림 1-B 참고〉).

짠맛을 느끼는 미각세포가 지나치게 예민한 사람은 짠 음식을 싫어하게 될 것이다. 그리고 음식을 먹을 때 짠맛이 너무 강하게 감지되다 보니 그 음식이 지닌 단맛, 신맛 등의 다른 맛들은 무시되어 버릴 수도 있다. 마찬가지로, 4,000헤르츠의 주파수를 처리하는 청각 세포가 지나치게 예민한 사람은 4,000헤르츠 주파수를 지닌 소리에 의해 고통을 받을 수 있다. 또한 4,000헤르츠의 소리가 지나치게 확대되어 들림으로써 그 밖의 소리들은 잘 듣지 못하는 경우도 생길 수 있을 것이다.

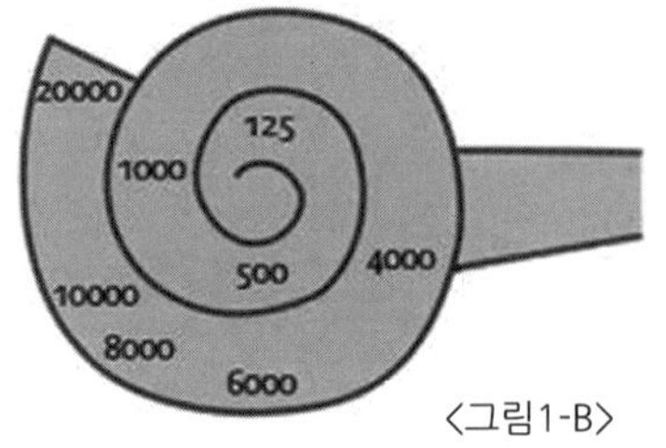

<그림1-B>

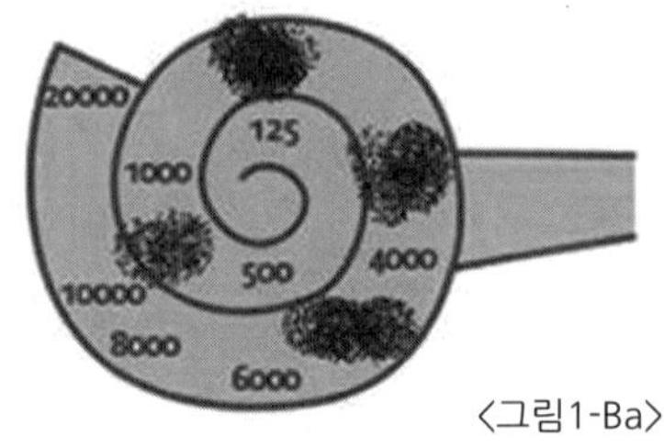

<그림1-Ba>

우리 몸의 어느 부분이 타박상으로 인해 멍이 들면 그 부분에는 조그마한 자극이 가해지더라도 민감하게 느껴지게 된다. 이와 마찬가지로, 어느 특정한 주파수의 소리가 유난히 확대되어 들리는 것은 그 주파수를 처리하는 청각 세포가 타박상을 입은 것처럼 예민해져 있을 때 생기는 현상이다. 특정한 주파수가 잘 들리지 않는 현상 역시도 그 주파수를 처리하는 청각 세포가 어떤 식으로든 변형이 되었기 때문에 나타나는 것이다(〈그림 1-Ba〉참고).

청각 세포들의 변형에 의해 나타나는 현상인 청각왜곡은 다른 감각세포들의 이상(매운 음식을 못 먹는다거나 간지럼을 지나치게 많이 탄다거나 하는 등)과 마찬가지로 질병이 아니므로 의학적인 치료가 해답이 아니다. 마치 숙련된 마사지사가 정성들여 마사지를 하듯이 과하지도, 부족하지도 않은 자극을 전체 청각 세포들에 전달하여 모든 종류의 청각왜곡(과민청각, 좌우가 다른 청각, 음 구별을 못하는 청각 등)을 해결하는 것이 AIT의 1차 역할이다.

AIT 기간 동안 평소보다 월등히 많은 청각 정보를 전달받게 되는 뇌는 그 정보를 해독하기 위해 열심히 운동을 해야 한다. 그 과정에서 뇌는 많은 양의 영양분과 산소를 동맥을 통해 공급받게 된다. 심장에서 펌프질 된 동맥은 자신을 필요로 하는 곳으로 자동적으로 더 많이 보내지기 때문이다. 팔운동을 열심히 하면 팔이 튼튼해지는 것은 많은 영양분과 산소가 동맥을 통해 팔로 전달되었기 때문이다. 같은 원리로, 뇌로 전달된 풍부한 영양분과 산소는 뇌를 더욱 튼튼하게 만들어준다. 뇌의 활성화, 이것이 AIT의 2차 역할이다.

2. 방식

청각 세포들을 자극하기 위해서는 우선 다양한 주파수의 음이 동원되어야 한다. 우리가 일상생활에서 접하는 소리들은 대부분이 125에서 8,000헤르츠 사이의 주파수를 지니고 있지만, AIT에서는 더욱 확실한 치료를 위해 30~15,000헤르츠의 다양한 주파수가 사용된다. 즉, 30헤르츠를 처리하는 청각 세포부터 15,000헤르츠를 처리하는 청각 세포까지가 자극을 받게 되는 것이다.

다양한 주파수가 사용된다고 하더라도 그 주파수들이 고르게 발생되지 않으면 어느 특정한 세포에 지나친 하중이 가해지거나 어느 세포에는 불충분한 자극이 가해지는 일이 생길 수도 있다. 그러므로 모든 청각 세포들을 고르게 자극하기 위해서는 음의 주파수 폭이 넓어야 할 뿐 아니라 각각의 주파수가 고르게 분사되어야 한다. 그렇다고 해서 30헤르츠부터 시작하여 15,000헤르츠까지의 음을 단계별로 들려주는 것이 가장 바람직한 것은 아니다.

우리 몸의 다른 기관들과 마찬가지로 청각기관 역시 제한적이나마 예측의 기능을 지니고 있다. 예를 들어, 도-레-미-파의 음이 순차적으로 나오다가 갑자기 멈추었다면 우리의 청각은 " '솔'이 나올 것이다." 하는 예측을 하게 된다. 이는 다른 말로 하자면, 우리의 청각기관에서 '솔'을 들어주는 부분, 즉 '솔'에 해당하는 주파수를 처리하는 청각 세포가 자기가 일할 차례임을 알고 미리 준비하는 것이다. 이때 '솔'이 나오면 그 예측은 맞은 것이지만, 자극 효과 자체는 매우 떨어지게 된다. 전혀 예측되지 않은 상태에서 가해진 자극이 최대한도의 효과를 낼 수 있기 때문이다. 결론적으로, 자극 효과를 극대화시키기 위해서는 30헤르츠에서 15,000헤르츠에 이르는 주파수가 우리의 청각기관이 예측을 포기할 정도의 변화무쌍한 패턴으로 나와 주어야 한다.

청각 세포들을 자극하는 데에 있어서 음의 크기 역시 매우 중요한 요소이다. 앞에서도 언급했듯이, AIT는 일종의 마사지이므로 큰 소리만이 사용되면 상태를 오히려 더욱 악화시킬 수 있으며, 이와 반대로 너무 작은 소리만이 사용되면 아무런 효과도 없을 수 있다. 큰 소리와 작은 소리의 적절한 배합이 중요하다.

끓는 물에 손을 담그고 있을 수는 없지만, 빠른 속도로 넣었다, 뺐다 하는 동작을 반복하면 뜨거움을 크게 느끼지 못한다. 과민한 청각을 지닌 사람일지라도 큰 소리와 작은 소리를 번갈아 들으면 큰 고통을 느끼지 않으며, 이런 자극을 일정 기간 받고 나면 더 이상 예전같이 특별한 소리에 과민한 혹은 둔감한 반응을 보이지 않게 되는 것이다.

베라르 박사는 위의 모든 요구들을 충족시킬 수 있는 장치를 오랜 연구 끝에 완성하였다. '오디오키네트론'이란 이름의 이 장치는 CD플레이어로부터 음악을 받아 그 음의 주파수와 크기를 쉴 새 없이 바꾸어가며 분사한다. AIT를 받는 당사자는 오디오키네트론에 연결된 헤드폰을 쓴 채 그 음을 듣는 가운데 모든 청각 세포들이 고르게 자극되어 저절로 청각교정이 이루어지게 된다.

오디오키네트론의 조작방식은 개인의 청각상태에 따라 달라진다. 청각검사 결과에 의거하여, 오디오키네트론은 헤드폰 양쪽의 볼륨이 서로 다르게 혹은 몇몇 주파수가 음악으로부터 제거되도록 조작될 수도 있다.

그로부터 수십 년이 경과한 현재에는 오디오키네트론의 작동원리를 유지한 채 최신 전자부품들을 사용하여 성능을 높인 제품들이 계속 출시되고 있다. 더욱 좋은 음질을 제공하는 음향제품들과 함께 고성능 헤드폰들의 등장도 AIT의 효과를 높이는 데 일조하고 있다.

3. 치료기간

우리의 청각기관, 특히 달팽이관은 매우 연약하고 섬세한 조직이므로 지나친 자극은 오히려 해가 될 수도 있다. 그래서 베라르 박사는 일단 1회의 AIT 시간을 모든 물리치료의 기본단위인 30분으로 제한하기로 하였으며, 총 20회의 AIT를 하루에 2회씩 (3시간 이상의 간격을 두고) 10일간에 걸쳐 실시하는 것이 최대의 효과를 가져 온다는 사실을 오랜 연구를 통해 확인하게 되었다.

그는 연구 초기에 AIT를 20회에 약간 못 미치게 시도해본 적도 있고 20회를 초과하여 시도해 본 적도 있으나, 그에 따른 결과가 정확히 20회를 실시했을 때보다 못함을 확인하게 되었다. 더욱 구체적으로 말하자면, 20회 미만의 AIT를 받은 사람들에게서도 어느 정도의 청각교정 효과가 나타나기는 했으나, 몇 개월 후 다시 예전의 청각으로 돌아가는 확률이 매우 높았다. 또한, 20회를 초과한 AIT를 통하여 확인한 사실은 20회에서 최적상태에 이른 청각이 횟수가 거듭될수록 오히려 나빠진다는 것이었다. 최종적인 결론은 나이에 관계없이 20회의 치료가 최고의 결과를 가져올 뿐 아니라 재발의 확률도 0에 가깝다는 것이었다.

AIT를 하루에 2회 실시하는 데에 있어 그 사이의 시간 간격도 베라르 박사에 의해 신중히 검토되었다. AIT 받는 측의 편의만을 생각한다면 그 간격이 짧을수록 좋겠지만, 그렇다고 효과에 감소가 오면 안 되기 때문이었다. 그 간격을 8시간부터 시작하여 점차 줄여가며 행한 연구를 통해 밝혀진 사실은 그 간격을 3시간까지 줄였을 때에는 동일한 효과가 나왔으나, 그보다 더 간격을 줄였을 때에는 효과의 감소가 있다는 것이었다. 그런 과정을 통해 AIT와 AIT 사이의 최소 시간 간격이 3시간으로 결정되었다.

사실, AIT 당사자나 그 보호자의 입장에서는 하루에 두 번씩 치료실을 찾아야 한다는 것이 쉬운 일은 아니다. 그래서 베라르 박사는 하루에 한 번씩 20일간에 걸쳐 AIT를 행해 보기도 했다. 그러나 최종 청각검사를 통해서 확인된 사실은 그 결과 자체가 하루에 두 번씩 10일간 AIT를 행했을 때의 결과에 훨씬 못 미친다는 것이었다.

4. 3개월의 유예기간

모든 청각왜곡 현상들은 10일의 AIT를 마침과 동시에 사라지게 된다. 그러나 청각이 정상화되었다고 해서 모든 행동상의 문제들이 즉시 사라지는 것은 아니다. 오랫동안 잘못된 청각에 익숙해져 있던 뇌가 단 10일 만에 생긴 이 급속한 변화를 일순간에 받아들이지 못할 수도 있기 때문이다.

잘못된 청각으로 인해 오랜 기간 동안 왜곡된 정보를 접해왔던 뇌는 이미 그 환경에 적응을 마친 상태일 가능성이 높다. 청각이 정상화되었다고는 하지만, 이 자체가 뇌로서는 다시 한 번 적응해야 할 매우 낯선 환경일 수도 있는 것이다.

부분적인 변화는 AIT 종료 직후부터 혹은 AIT 기간 중에 나타나기도 한다. 그러나 베라르 박사가 많은 대상자들을 통하여 확인한 바로는 어린이든 성인이든 간에 AIT를 마친 지 약 3개월 후부터 본격적인 향상을 보이기 시작한다는 것이었다. 뇌가 새로운 청각환경에 적응하는 기간이 3개월 정도임을 암시하는 것이다.

3개월의 유예기간에 대한 독자들의 이해를 돕기 위해 세 가지 예를 들어보도록 한다.

예 1) 야구 투수들 중에는 주로 사용하는 팔의 중요한 인대가 무리한 사용으로 인해 끊어져서 다른 팔의 같은 인대를 이식하는 수술을 받는 사람들이 많다. 그럴 경우 그 인대 접합수술은 몇 시간이면 끝나겠지만, 그 팔을 예전처럼 자유롭게 사용하려면 3개월 정도의 기간이 필요하다. 뇌가 그 새로운 인대를 완전히 인식하는 데에 그 정도의 시간이 소요되기 때문이다.

예 2) 조용한 시골에 살던 건강하고 성품이 좋던 사람이 시끄러운 공장에 취직하여 여러 해를 보냈다고 가정해 보자. 기계 소리에 시달려 가며 오랜 세월을 지낸 그 사람은 짜증이 심하고 공격적인 사람으로 변해 있을 수 있다. 불면증, 만성두통 등의 중세에 시달리게 될 가능성도 크다. 그러나 그 사람이 직장을 그만두고 예전의 시골로 돌아왔다고 해서 그 즉시 원래의 모습으로 돌아가는 것은 아니다. 오랜 세월을 통해 몸에 밴 나쁜 타성들이 완전히 빠져나가는 데에는 많은 시간이 필요할 수 있다.

예 3) 독일의 한 과학자가 인간의 적응력을 실험해 보기 위해 모든 것들을 거꾸로 보이게 하는 특수 안경을 고안한 적이 있다. 그는 자신이 그 안경을 직접 쓴 채 혼돈의 세상을 경험해 보기로 했다. 넘어지거나 접시를 깨뜨리는 등의 큰 혼란을 겪던 그는 그 안경을 쓴 지 3개월 정도가 지나면서부터 더 이상 세상이 뒤집혀 보이지 않음을 깨닫게 되었다. 시각을 담당하는 뇌 세포가 거꾸로 들어오는 시각정보를 바른 것으로 인식하기 시작했기 때문이었다. 이 사실을 확인한 그가 그 안경을 벗은 후 원래의 환경에 적응하는 데에는 또 다시 3개월 정도의 시간이 소요되었다.

AIT의 성과를 가늠하는 데에 있어서도 이 3개월의 유예기간은 반드시 감안되어야 한다. 뇌가 청각상의 변화를 완전히 받아들인 후에 나타나는 변화가 진정한 변화이기 때문이다.

5. AIT 이후의 변화

AIT 이후에 나타나는 변화들을 증세별로 요약해 본다.

1) 언어장애

발음 나쁜 선생님에게 영어를 배운 어린이가 정확한 발음을 할 수는 없다. 정확한 발음을 하게 하려면 우선 발음 좋은 선생님을 만나야 한다. 발음 나쁜 선생님에게 영어를 배운 기간이 길면 길수록 교정기간 역시 길어지게 된다.

언어장애의 원인인 청각왜곡은 마치 발음 나쁜 선생님과도 같다. AIT를 통한 청각교정으로 그 어린이에게는 비로소 발음 좋은 선생님을 만나는 것과 같은 변화가 임하게 된다.

AIT를 마친 어린이들은 비로소 정확한 발음을 듣게 된다. 그러나 그들에게 새롭게 들리기 시작하는 그 생소한 음들을 정확히 발음하려면 제법 긴 시간이 걸리기도 한다. 우리가 처음 접하는 외국어의 생소한 발음을 정확히 들었더라도 곧바로 정확히 발음할 수 없는 것과 같은 이치이다.

2) 학습장애/ADHD

똑같은 실력을 지닌 어린이 두 명이 시험공부를 한다고 가정해 보자. 그런데 한 명은 도서관에서 시험을 준비하는 반면에, 다른 한 명은 사거리 한복판에서 시험을 준비해야 한다면 결과가 어떻게 될까?

학습장애 어린이들은 과민한 청각으로 인해 어느 곳에 있든지 항상 많은 소음에 둘러싸이게 된다. 교실에서는 책상 삐걱거리는 소리, 연필 긁적이는 소리 등의 소음에, 집에서는 윗집 소리, 옆방 시계 소리 등의 소음에, 길에서는 자동차 소리, 비행기 소리 등의 소음에….

AIT의 의미는 사거리 한복판에서 시험공부를 하던 학생을 조용한 도서관으로 옮겨준 것과 견줄 수 있다.

3) 지적장애

대부분의 지적장애 어린이들은 언어장애와 학습장애 증세를 동시에 지니고 있다. AIT 이후에 언어장애·학습장애 어린이들에게 나타나는 변화가 그들에게도 나타난다고 보면 될 것이다.

4) 자폐성향

AIT 이후 자폐성향 어린이들은 소리의 공포로부터 해방이 되면서 비로소 들어야할 소리에 귀를 기울이게 된다. 수면장애가 있던 어린이가 숙면을 취하는 것도 청각적 과민함이 사라지면서 나타나는 현상이다.

AIT 자극을 통해 잠자던 좌뇌가 깨어나면서 사회성·언어 면에서 발전을 보이기도 한다. 특히, AIT 이후 의문사와 감탄사가 시작되는 어린이들이 많은데 이것 역시도 좌뇌가 일을 시작했다는 표시이다(「2단원/3-3. 좌뇌와 우뇌」 참고).

5) 음치

AIT를 마친 귀는 비로소 음의 높낮이 변화에 대한 개념을 갖기 시작한다. 그러나 심한 음치들에게는 AIT 이후에도 아직 음의 개념을 익히는 훈련이 필요하다.

태어날 때부터 소경인 사람이 갑자기 앞을 보게 되었다고 해서 그가 모든 색깔들을 저절로 알게 되는 것은 아니다. 색에 대한 개념이 전혀 없는 그는 어떤 색이 빨강이고 어떤 색이 파랑인지 등을 배워야 한다. 이와 마찬가지로, 음의 개념조차 없는 심한 음치에게는 AIT 이후에도 무엇이 높은 음이고 무엇이 낮은 음인지를 알려주는 교육을 통해 음의 개념을 심어주어야 하는 것이다.

　AIT를 통해 정상적인 음감을 지니게 되었다고 해서 모든 이들이 갑자기 노래를 잘하게 되는 것도 아니다. 귀가 정상으로 돌아왔다고 하더라도 아직 한 번도 정확한 음을 구현해본 적이 없는 그들의 성대는 복잡 미묘한 음의 변화를 익숙하게 표현할 만큼 성숙되어 있지 못하기 때문이다. 충분한 발성훈련을 통해 성대가 단련된 후, 그들은 비로소 노래를 정확히 부르게 되는 것이다.

6. AIT의 차별성

청각적 결함, 특히 청각적 과민함을 치료하기 위해 시도되는 많은 방식들이 있다. 그러나 AIT를 제외한 모든 방식들은 문제의 근원을 심리상태에 두고 있다. 예를 들어, 헤어드라이어 소리를 무서워하는 어린이는 헤어드라이어로 맞았거나 헤어드라이어에 화상을 입은 기억으로 인해 그렇게 되었다는 것이다. 청각적 특성을 태교나 전생의 탓으로 돌리는 전문가들도 실제로 존재한다.

그들이 제시하는 치료법은 동일하다. 그 소리를 더 들려주라는 것이다. 헤어드라이어 소리를 무서워하는 어린이에게는 헤어드라이어 소리를, 드릴 소리를 무서워하는 어린이에게는 드릴 소리를 더 들려주어 그 어린이가 그 소리에 적응할 수 있도록 만들어야 한다는 것이다. 이는 몸의 멍든 부분을 더욱 자극하여 그 어린이로 하여금 그 고통을 이겨나가는 방법을 스스로 터득하도록 하는 것과 크게 다르지 않다. 이런 방법이 실제로 많은 놀이치료사들과 소아정신과 전문의들에 의해 행해지고 있다.

청각적 과민함은 청각 세포의 생물학적 변형에 의한 것이다. 그 변형이 약물에 의한 것이든, 소음에 의한 것이든, 청각 세포가 부분적으로 혹은 전체적으로 타박상을 입어 소리에 과민한 반응을 보이게 되는 것이다.

어떤 주장이 옳은가 하는 것은 청각검사로서 간단히 밝혀진다. 만약 특정소리에 과민한 반응을 보이는 행동이 심리적 요소에 의한 것이라면 청각검사에서는 특별한 이상이 나타나지 않을 것이다. 그러나 그것이 생물학적 변형에 의한 것이라면 청각검사에서 문제점이 명백히 드러날 것이다.

나이에 관계없이 정상인들은 대체로 0데시벨보다 작은 소리는 듣지 못한다. 그러나 과민한 청각을 지닌 어린이들은 몇몇 주파수의 소리들을 청각검사기가 내는 가장 작은 소리인 -10데시벨의 크기까지도 듣고 있는 것이다. 125헤르츠부터 8,000헤르츠까지의 모든 주파수들을 -10데시벨에서 듣는 청각을 양쪽 귀 모두에 지니고 있는 어린이들도 적지 않다. -10데시벨 크기의 소리를 듣는다는 것은 그보다 더 작은 소리도 들을 수 있음을 의미한다.

타박상 입은 부분을 더욱 자극하여 그 고통을 이기려고 하는 사람은 없을 것이다. 타박상을 치료하기 위해서는 부드러운 마사지가 필요하다. AIT가 바로 그 역할을 해주는 것이다.

　자녀의 문제로 전문기관을 찾는 부모들은 큰 혼란에 빠지게 된다. 가는 곳마다 진단이 다르기 때문이다. 얼마 전 나를 찾은 한 엄마에 의하면 7세 딸의 아이큐가 처음 소아정신과에서는 70, 며칠 후 찾은 다른 소아정신과에서는 110으로 나왔다고 한다. 일류 대학병원의 유명한 의사를 몇 개월의 대기 끝에 결국 만난 한 엄마는 그와의 면담을 마치고 나오면서 "나보다 더 모르네?" 하며 의아해하기도 했다.

　나는 지난 19년간 만난 수많은 어린이들을 통해 그들이 지닌 언어, 학습, 그리고 행동의 문제들이 모두 청각왜곡으로 인한 것임을 확인할 수 있었다. 내가 그동안 경험한 수천 건의 사례들 중 일부를 이곳에 소개한다. 자폐성향을 지닌 어린이들은 '자폐성향'으로, 그 외의 모든 어린이들은 '비자폐성향'으로 구분지어 소개할 것이다.

❖ 청각 그래프 설명

1) 왼쪽 그래프는 오른쪽 귀의 청각을, 오른쪽 그래프는 왼쪽 귀의 청각

   을 나타낸다.

2) 상단 그래프는 AIT 이전의, 하단 그래프는 AIT 이후의 그래프이다.

3) 그래프의 세로 수치(-10~100)는 소리 크기(데시벨)를, 가로 수치

   (125~8,000)는 주파수(헤르츠)를 나타낸다.

4) 청각검사는 보호자 입회하에 행해진다.

* 청각검사에 대한 상세한 사항은 1단원(5. 청각검사)을 참고할 것.

* 사례소개에 나타난 모든 이름들은 가명임.

* 청각검사가 이루어지지 않은 어린이는 청각 그래프 없이 소개됨.

1. 비자페성향

성명: 서정규　　　성별: 남　　　연령: 만 10세

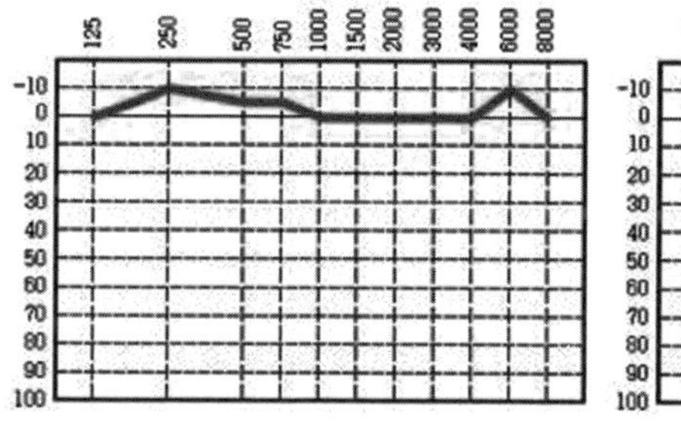

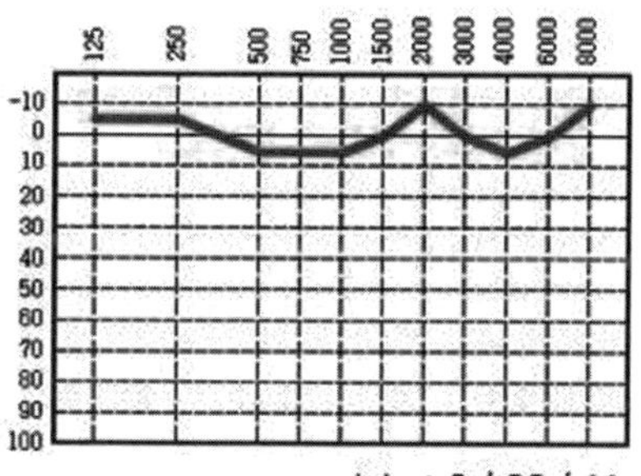

date : 6 / 26 / 11

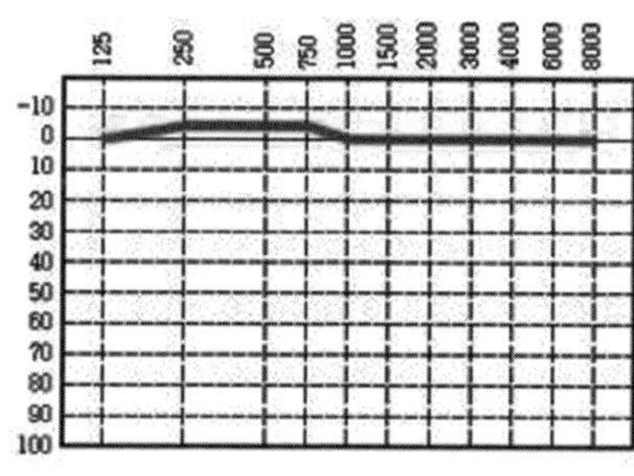

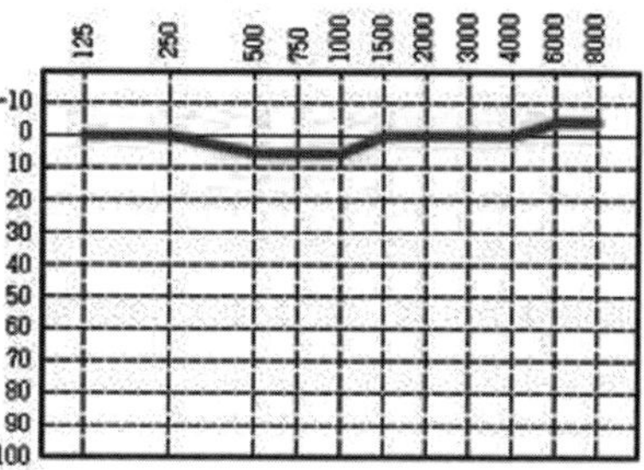

date : 7 / 28 / 11

초등학교 4학년 정규는 학습부진 때문에 나를 찾게 되었다. 청각검사에서 언어장애나 학습장애를 일으킬 만한 원인이 나타나지는 않았지만, 우울증 증세가 발견되었다. 왼쪽 귀의 2,000헤르츠와 8,000헤르츠 부분이 상대적으로 뾰족한 유형이 바로 그 문제의 청각인 것이다.

이런 청각을 지닌 어린이들은 감정기복이 심하며 죽음에 묘한 관심을 갖는 경향이 있다. 나의 이 얘기를 들은 정규 엄마는 놀라며 말했다.

"얘가 정말로 그래요. 옆에 트럭이 지나갈 때마다 "엄마 저거 넘어지면 우리 다 죽지?" 해요. 지금도 이천의 우리 집에서 여기까지 오는 한 시간 동안 그 소리를 수십 번 들었어요."

이천에서 분당의 내 사무실에 오기 위해 이용하게 되는 3번 국도는 대형트럭들이 많이 다니는 길이었다.

이런 청각을 지닌 어린이들은 친구들과 관심사가 다르다 보니 따돌림을 당하는 경향이 있다. 학교생활을 즐겁게 하지 못하는 어린이가 성적이 좋을 리가 없다. 정규의 우울증 증세와 학습부진이 관련이 있을 듯하여 우선 우울증을 해결하는 데에 주안점을 두고 AIT를 시작하기로 했다. 초기 청각검사는 방학 전에, AIT는 여름방학 기간에 행해졌다.

10일간의 AIT를 마친 후 우울증의 원인이 되던 모양은 자취를 감추었다. 아들의 청각 정상화를 확인한 엄마는 가벼운 마음으로 나와 작별인사를 했다.

정규 엄마는 1년 후 다시 나를 찾았다. 이번에는 정규의 한 살 아래 남동생을 위해서였다. 동생도 청각검사에서 경미한 이상이 발견되었지만 AIT를 받아야 할 정도는 아니었으나, 엄마는 동생에게도 AIT를 시켜줄 것을 강력히 요청했다. 결국, 청각을 더욱 완벽하게 만들기 위한 목적으로 AIT가 시작되었다.

동생의 AIT가 시작된 지 며칠 후 내 사무실의 대기실에 정규가 앉아있었다. 그날은 부모님들이 사정이 생겨 자기가 동생을 데리고 시외버스를 타고 왔다고 했다. 내가 정규에게 "성적이 좀 올랐니?" 하고 묻자 정규가 씩씩하게 대답했다. "엄청 올랐어요."

나는 왜 정규 엄마가 별 문제 없는 동생에게 AIT를 시키기 원했는가를 알게 되었다. AIT 이후 정규의 성적이 오르는 것을 보고 동생에게도 무조건 AIT를 시키기로 한 것이었다. 정규 동생도 AIT로서 더욱 좋아진 청각을 지니게 되었다.

동생의 AIT 마지막 날 정규 엄마에게 들은 바로는 정규가 성적이 올랐을 뿐 아니라, 활달하고 적극적인 어린이로 바뀌었다고 한다. 죽음에 관계된 얘기도 안 한 지 꽤 오래 되었다고 한다.

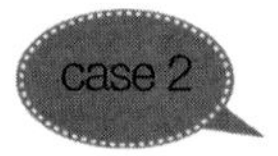

성명: 박주영　　　성별: 남　　　연령: 만 8세

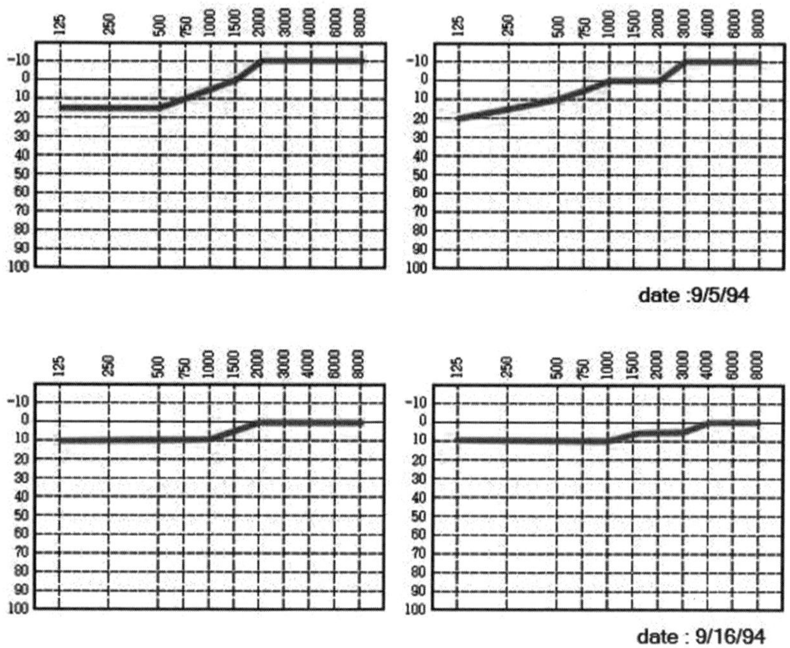

　　주영이는 아빠의 유학 기간 중 미국에서 태어났다. 공부를 마치고 UN
에 취직한 아빠를 따라 주영이는 몽골에서 3년간의 어린 시절을 보내기
도 했다.

　　1987년 1월생인 주영이는 정상보다 1년 늦게 학교에 입학하였음에도,
전혀 학습이 되질 않는 데다가 우스꽝스런 말투로 인해 친구들로부터
'맹구'라는 놀림을 받고 있었다. 내가 듣기에도 주영이의 말투는 그 당시
한 인기 코미디언이 흉내 내던 맹구의 말투와 너무 흡사했다.

하기 싫다고 우는 주영이를 달래가며 간신히 마친 청각검사 결과, 주영이가 모음(1,000~1,500헤르츠)에 비해 자음(125~750헤르츠)은 작게 들으면서 소음(2,000~8,000헤르츠)에는 매우 민감한 청각을 지니고 있음이 밝혀졌다.

"주영이는 진공청소기, 믹서 등의 소리를 싫어할 수 있습니다."

하고 내가 알려주자 엄마는 말했다.

"맞아요. 그래서 우리 집에서는 진공청소기, 믹서는 물론 아빠가 전기면도기도 사용하지 못해요. 주영이가 귀를 막고 때굴때굴 구르거든요."

이런 청각을 지닌 주영이가 소음으로 뒤덮인 학교에서 어떤 고통을 당할지는 쉽게 상상할 수 있었다.

너무 피곤한 상태에서 AIT를 받으면 효과가 감소될 수도 있다는 내 말을 들은 엄마는 주영이를 10일 동안 학교에 보내지 않았다. AIT 7일째 되던 날, 주영이 엄마가 그날 아침에 있었던 일을 내게 말해주었다.

"지금 애 아빠가 러시아에 출장 중인데 오늘 아침 주영이가 아빠와의 전화통화 도중 "올 때 부메랑 사다 주세요." 하고 말했어요. 전에는 '부네단'이라고 발음했거든요. 애 아빠가 깜짝 놀라서 어떻게 주영이 발음이 그렇게 갑자기 정확해졌느냐고 묻는 거예요. 사실 제가 AIT에 관한 얘기를 주영이 아빠한테 하지 않았거든요."

주영이의 청각이 정상화되었음을 최종 청각검사를 통해서 확인할 수 있었다. 11일 만에 주영이를 학교에 보낸 엄마는 그날 오후 주영이 담임

선생님으로부터 전화를 받았다. 주영이 담임선생님이 이렇게 말했다고 한다.

"오늘 주영이가 제게 오더니 "선생님, 제가 이빨이 아파서 오늘 치과에 가야 해요." 했어요. 솔직히 제가 주영이 말을 한 번에 알아들은 것은 이번이 처음이에요."

나는 주영이의 청각왜곡이 어린 시절 잦은 비행기 여행으로 인한 것이 아닐까 생각해 본다. 비행기의 소음과 고공에서의 압력 변화가 어린 아기들의 연약한 청각기관에는 큰 충격이 될 수도 있기 때문이다.

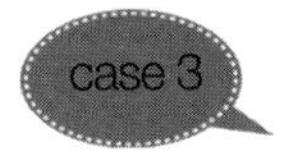

성명: 오재훈　　　성별: 남　　　연령: 만 7세

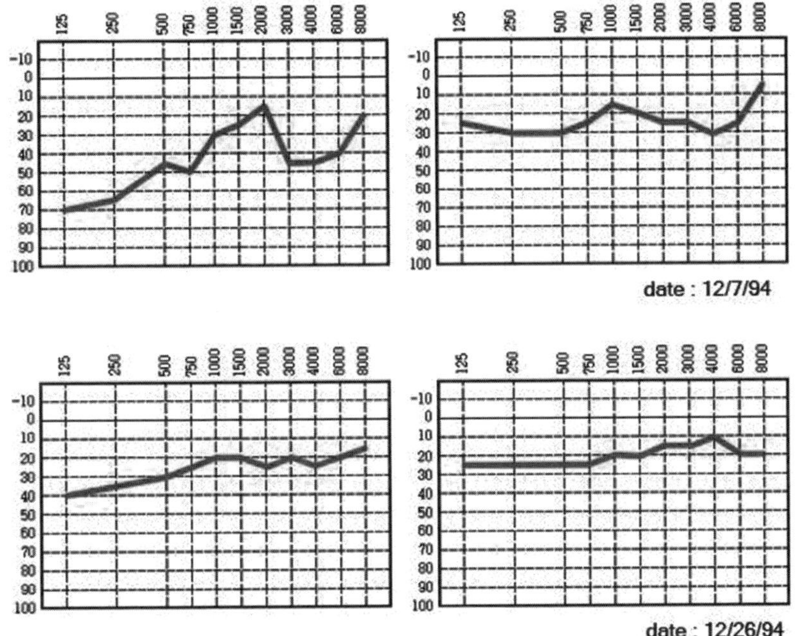

　　재훈이는 발음이 매우 부정확하여 나를 만나기 전까지 1년 6개월 동안 언어치료를 받고 있었다. 재훈이는 큰 키와 잘생긴 외모에 어울리지 않게 사회성이 부족하여 친구가 한 명도 없었다. 재훈이는 만 2세가 되기 전에 경기(驚氣)를 심하게 한 적이 있으며, 그날 이후 다시 경기를 한 적은 없었으나, 만약의 사태를 대비하여 정기적으로 경기 예방약을 복용하고 있는 상태였다.

　　청각검사에서는 양쪽 귀의 심한 불균형과 우울증 증세가 눈길을 끌었다.

AIT 첫날, 처음 30분 동안 재훈이는 "시뜨러워요."를 여러 번 반복했다. 재훈이가 첫 30분간의 AIT를 마치자마자 나는 'ㄱ' 발음이 들어간 단어들 몇을 발음시켜 보았다. 그러자 재훈이는 '코끼리'는 '또띠리'로 '꾀꼬리'는 '뙤또리'로 발음했다. 옆에 있던 아빠가 말했다.

"그래도 얘가 글도 쓸 줄 알고 수학문제도 풀어요."

내가 옆에 있던 칠판에 '학교'를 쓰고 재훈이에게 읽어보도록 하자 그는 이 역시도 '하뚀'로 발음했다. 재훈이는 심한 청각왜곡으로 인해 'ㄱ'을 'ㄷ'으로, 그리고 'ㅋ'을 'ㄸ'으로 인식하고 있었던 것이다. 즉, 그에게 있어서 'ㄱ'과 'ㅋ'은 존재하지 않는 음과도 같았다.

10일간의 AIT 기간에 재훈이는 전과는 전혀 딴판인 활달한 소년으로 변모되어 있었다. 다른 어린이들과 눈만 마주쳐도 눈물을 글썽이던 재훈이가 불과 10일 만에 자기 또래의 어린이만 보면 어깨를 툭 치며 장난을 걸 정도로 씩씩한 어린이가 된 것이다.

AIT 종료 후의 청각검사에서, 재훈이가 완벽하지는 않으나, 전과는 비교할 수 없을 정도의 좋은 청각을 지니게 되었음을 확인하게 되었다. 최종 청각검사가 끝난 후 내가 재훈이에게 '코끼리'를 발음해 보도록 하자 재훈이는 매우 힘들게, 그러나 제법 정확하게 '코끼리'를 발음하는 것이었다. 우리가 생소한 외국어 발음을 처음 접할 때 쉽게 발음할 수 없는 것과 마찬가지로 자신이 생전 처음 들어보는 음인 'ㅋ'을 발음하는 것이 재훈이에게 쉬운 일은 아니었을 것이다.

재훈이의 AIT가 끝난 지 약 10일 후 25세가량의 젊은 여성이 나를 불쑥 찾아와 청각검사를 요청했다. 청각검사 결과, 심한 우울증 증세가 발견되어 내가 이에 관해 설명하자, 그녀는 이렇게 말했다.

"맞아요, 그래서 왔어요."

어리둥절한 나는 그녀에게 물었다.

"이런 증세라면 보통 신경정신과를 찾을 텐데 어떻게 저를 찾으셨나요?"

그녀는 대답했다.

"제 조카 우울증이 고쳐지는 것을 보고 여길 오게 된 거예요." 그녀는 바로 재훈이의 고모였다.

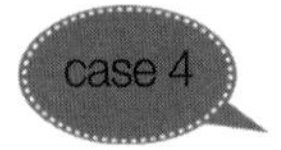

성명: 이정근 　　성별: 남 　　연령: 만 6세

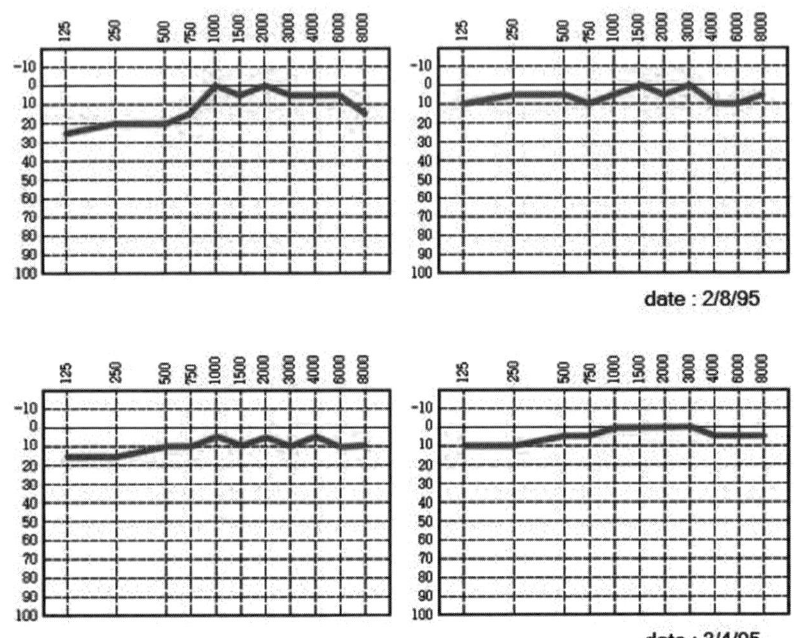

정근이는 1989년 1월생으로서 원래는 다음 달에 초등학교에 입학할 연령이었으나, 언어지체와 학습장애로 인해 취학이 1년 보류된 상태였다. 정근이 엄마는 경기도 평택시에 살면서도 아들을 위해 지난 3년간 서울의 대학병원들과 각종 치료기관들을 두루 섭렵한 열성파였다.

동네 소아과 의사의 소개로 나를 찾은 정근이는 발음이 부정확하기는 했으나 청각검사에는 정확히 반응했다. 청각검사 결과, 발음 부정확의 원인이 되는 청각이 오른쪽 귀에서, 그리고 감정기복, 짜증 등의 원인이 되는 청각이 왼쪽 귀에서 발견되었다.

또한, 정근이는 저음의 주파수를 듣는 데 있어서 왼쪽 귀가 오른쪽 귀에 비해 월등히 우세함으로써 상대방의 말을 곧바로 이해하지 못하는 증세 역시 지니고 있었다.

며칠 후 AIT는 시작되었으며, AIT 종료 후의 청각검사에서는 정근이가 처음보다 훨씬 고른 청각을 지니게 되었음이 확인되었다. 최종 청각검사를 마치면서 내가 정근이 엄마에게 물었다.

"지난 열흘 동안 정근이에게 아무런 변화도 없었나요?"

그러자 정근이 엄마는 기다렸다는 듯이 대답했다.

"우리 정근이가 이제 말을 잘해요. 그동안 이 근처에 사는 정근이 이모 집에서 머물렀는데, 이모 집 식구들도 정근이가 너무 많이 달라졌다고 모두 놀라워하고 있어요."

약 5개월 후 나는 정근이를 나에게 소개했던 그 소아과 의사로부터 정근이 엄마가 AIT 효과에 매우 흡족해하고 있다는 소식을 들을 수 있었다. 이듬 해 6월 나와의 전화통화에서 정근이 엄마는 이렇게 말했다.

"지난 수년간 대학병원들에서 받은 치료들보다 10일간의 AIT가 정근이에게 더 큰 발전을 가져왔어요. 지금 정근이는 초등학교 1학년인데 학교생활을 참 잘하고 있어요. 아직 학습능력이 친구들에 비해 좀 떨어지기는 하지만, 예전에 비하면 지금은 용 된 거죠."

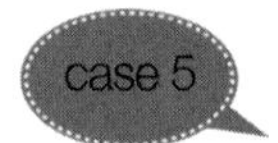

성명: 심재건   성별: 남   연령: 만 6세

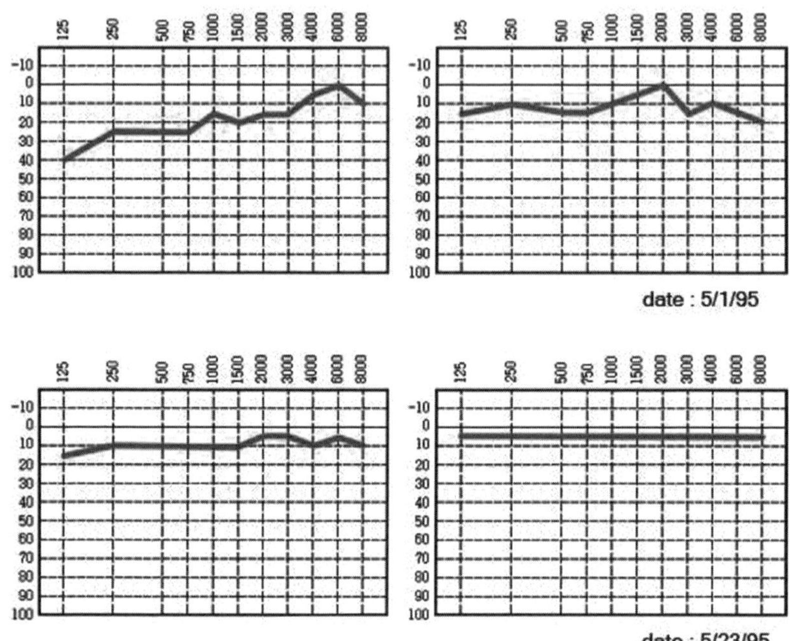

재건이는 발음이 매우 부정확할 뿐 아니라 지나치게 산만한 어린이였다. 청각검사를 시작하기 전 내가 소리가 들리면 '들려요', 소리가 멈추면 '안 들려요' 하라고 하자 재건이는 "예!" 하고 씩씩하게 대답했다. 그러나 막상 검사가 시작되자 재건이는 소리가 들리면 "우여요!" 소리가 멈추면 "아우여요!" 하고 우렁찬 목소리로 대답을 하는 것이었다. 아무리 고쳐주어도 소용이 없었다.

청각검사에서 재건이가 그렇게 발음을 하는 이유가 밝혀졌다. 재건이는 발음 형성에 중요한 역할을 하는 오른쪽 귀가 심하게 왜곡되어 있었으며 양쪽 귀의 청각상태도 지나치게 차이가 났던 것이다. 이런 청각을 지니고 있으면, 특히 자음이 잘 들리지 않을 수밖에 없다.

AIT 종료 다음 날 행해진 최종 청각검사에서의 그래프는 재건이의 청각이 완전 정상화되었음을 보여주고 있다. 자음 발음을 거의 해보지 않은 그의 혀가 새롭게 들리는 자음들을 정확히 발음하기까지는 시간이 걸리겠지만, 이제부터의 발음교정 속도는 매우 빨라질 것임을 짐작할 수 있었다.

그로부터 3일 후 나는 재건이의 언어치료 선생님으로부터 의외의 전화를 받았다. 그녀는 매우 들뜬 목소리로 말했다.

"재건이가 달라졌어요. 발음은 좀 더 두고 보아야겠지만 행동이 너무도 달라졌어요. 재건이는 1분 이상을 의자에 앉아있지 못하던 아이인데, 오늘 수업에서는 35분 내내 자리에서 일어나질 않았어요."

그로부터 약 3개월 후 나는 다시 한 번 그 언어치료 선생님으로부터 재건이 소식을 들었다. 아직은 서툴지만, 자음 발음을 따라하기 시작했다는 소식이었다.

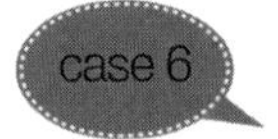

성명: 이상진   성별: 여   연령: 만 7세

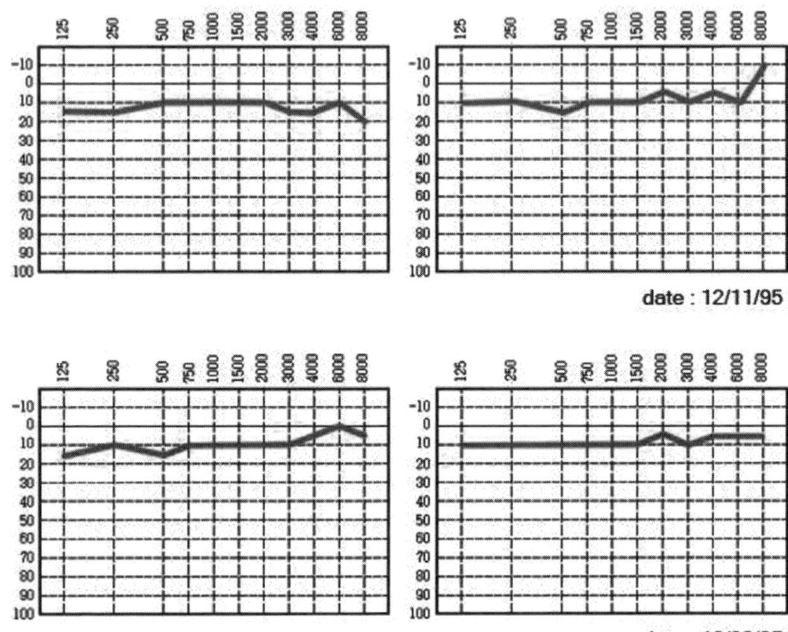

당시 초등학교 1학년이던 상진이는 귀여운 용모를 지니고 있었으나, 지나치게 산만하여 학교에서 문제아로 분류된 상태였다. 학교 담임선생님의 권유로 S 의료원 학습장애 클리닉에 진료 신청을 해놓고 차례를 기다리던 중 나를 만나게 되었다.

오른쪽 귀의 청각검사에서는 별 문제가 발견되지 않았다. 오른쪽 귀에는 거의 수평선 모양의 그래프가 나타나 있는데, 이럴 경우 언어상에는 문제가 없다. 곧이어 검사된 왼쪽 귀에서도 심한 굴곡이 나타나지는 않았으나, 2,000헤르츠와 8,000헤르츠가 주변 주파수들에 비해 돌출되어 있음이 발견되었다. 이런 청각은 우울증 및 행동장애의 원인이 된다.

겨울방학을 맞아 AIT를 시작한 상진이는 치료 3일째 되던 날, 1회 AIT가 끝난 후 2회째 AIT를 받기 위해 기다리던 3시간 동안 내 사무실 소파에 차분히 앉아서 방학숙제를 함으로써 엄마를 깜짝 놀라게 했다. 상진이 엄마는 그전까지 자기 딸이 5분 이상 가만히 앉아 있는 것을 본 적이 없었다고 한다.

10일간의 AIT가 종료된 후의 청각 그래프에서 왼쪽 귀의 2,000헤르츠는 여전히 주변보다 솟아 있으나 8,000헤르츠가 옆의 6,000헤르츠와 수평이 되어 있음을 볼 수 있다.

곧이어 시작된 2학년 생활의 초반에는 별 변화가 보이지 않았다. 그러나 4월이 되면서부터 상진이의 투정이 눈에 띄게 줄어들었다. 그 전까지 상진이는 거의 하루도 거르지 않고 아침마다 "나 학교 안 갈래.", "양말 안 신을래." 하며 엄마의 속을 태운 후 학교에 가곤 했다. 예전에는 두 살 아래의 남동생을 자주 때렸는데, 4월부터는 매우 잘 데리고 논다며 엄마가 기뻐했다.

그해 추석 직후인 9월 말 어느 날, 상진이 엄마가 나에게 전화하여 한 말을 이곳에 그대로 옮겨 보도록 한다.

"우리 상진이가 몰라보게 달라졌어요. 저는 처음에 그까짓 10일 치료를 받아 가지고 무슨 효과가 있겠는가 하는 마음이었는데 상진이가 이렇게까지 좋아질 줄이야…. 얼마 전에 추석 인사를 하려고 상진이 선생님을 찾아뵈었는데, 선생님이 상진이 칭찬을 입에 침이 마르도록 하시는 거예요. 상진이가 워낙 말썽꾸러기라서 제가 원래 명절 때만 되면 선생님을 찾아뵙거든요. 선생님 말씀에 따르면 상진이가 책임감이 강하고 친구들과도 잘 어울리며 공부도 잘한데요. 얼마 전에 본 수학시험에서 상진이는 하나만 틀리고 다 맞았는데 반에서 일등이래요. 작년 초에 신청해 놓은 S 의료원 학습장애 클리닉 진료날짜가 다가오는데, 이제는 그곳에 갈 필요가 없어졌어요."

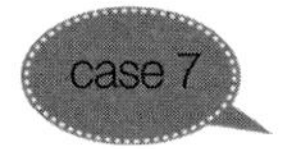

성명: 이수미   성별: 여   연령: 만 16세

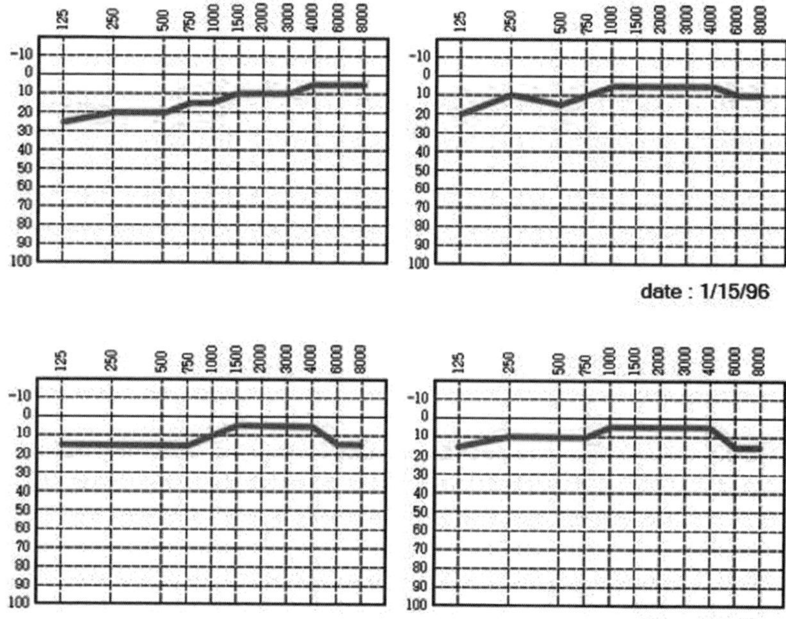

고등학교 2학년인 수미는 학습이나 행동 면에서는 별 문제가 없는 학생이었으나, '혀 짧은' 발음으로 인해 친구들의 놀림을 받곤 했다. 청각을 검사해보니 수미는 예상대로 자음의 주파수인 낮은 주파수들을 모음의 주파수인 높은 주파수들에 비해 잘 듣지 못하는 청각을 지니고 있었다. 이런 청각은 자음들을 정확히 듣지 못함으로써 부정확한 발음의 원인이 되는 것이다.

청각검사를 마친 후 내가 엄마 앞에서 수미에게 물었다.

"너는 네 발음이 남들의 발음과 어떻게 다른지 아니?"

그러자 수미는 대답했다.

"나는 몬나요."

'몰라요'를 '몬나요'로 발음하면서도 자기 발음이 친구들의 발음과 어떻게 다른지를 모르는 수미로서는 발음을 고칠 방법이 없었던 것이다.

AIT 종료 후 수미는 25데시벨부터 듣기 시작하던 오른쪽 귀의 125헤르츠에 대한 청력이 15데시벨로 향상되는 등 처음보다 훨씬 고른 청각을 지니게 되었다.

그로부터 약 한 달 후 수미 엄마는 나에게 전화하여 다음의 사실을 알려주었다.

"수미가 이제는 왜 남들이 자기보고 발음이 나쁘다고 했는지를 알겠다며 열심히 발음을 고치고 있어요. 진작 귀를 고쳤더라면 그동안 그 수모를 당하지 않았을텐데…"

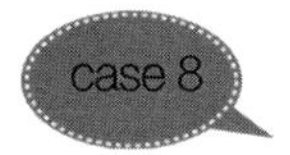

성명: 이명균   성별: 남   연령: 만 8세

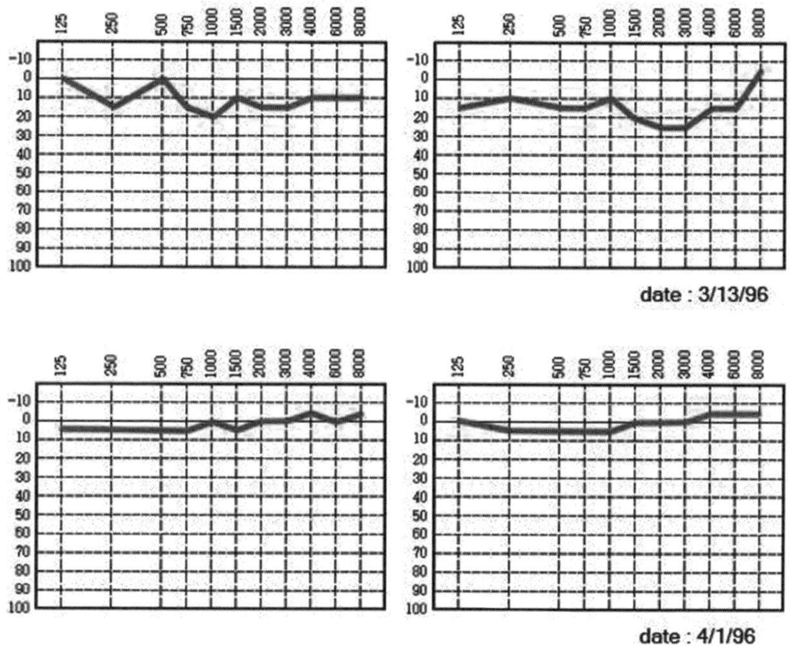

1989년 1월생인 명균이는 우리 나이로 7살이 되던 1995년 3월 일반 학교에 입학했으나, 읽기, 쓰기 등의 학습이 전혀 되지 않을뿐더러 단 한 명의 친구도 사귀지 못한 채 1학년을 마쳤다. 학기 초에 며칠간 명균이를 유심히 관찰한 2학년 담임선생님은 명균이가 이 상태로는 도저히 학교생활을 계속할 수 없다는 판단을 내리고, 명균이 엄마에게 내 연구소를 소개해 주었다.

재건이(case 5)가 '들려요', '안 들려요'를 '우여우', '아우여요'로 표현했던 반면 명규는 '꿍여요', '안 꿍여요' 하며 열심히 청각검사에 임했다.

청각검사 결과, 명균이는 심하게 왜곡된 청각을 지니고 있었음이 확인되었다. 발음 형성에 중요한 역할을 하는 오른쪽 귀가 소리를 고르게 들어주지 못함으로써 명균이는 그런 특이한 발음을 하게 된 것이었다. 또한, 이런 식으로 소리를 듣는 어린이에게 정상적인 학교생활을 기대할 수 없는 노릇이었다.

AIT 이후의 청각검사에서는 명균이가 모든 소리를 큰 편차 없이 듣는 고른 청각을 양쪽 귀 모두에 지니게 되었음이 확인되었다. 거리의 간판들을 읽을 정도로 읽기 능력이 향상된 것이 명균이가 보인 AIT 기간 중의 변화였다.

그런데 그로부터 약 한 달 후 명균이 엄마가 걱정스런 목소리로 내게 전화를 했다.

"명균이가 요즘 학교에서 애들을 자주 때린다고 해요. 그전까지는 친구들한테 맞고 울은 적은 여러 번 있었어도 누굴 때려본 적은 한 번도 없었는데…."

그 밖의 다른 변화들은 없었는가 하고 내가 묻자 명균이 엄마는 대답했다.

"많이 좋아진 것은 사실이에요. 담임선생님도 명균이가 많이 똘똘해졌다고 하시고요."

나는 명균이 엄마에게 AIT를 받은 어린이들이 약간의 공격 성향을 보이기도 하는데, 이는 자신감의 표현으로서 일시적인 현상이므로 걱정할 필요가 없다고 설명해 주었다.

명균이의 AIT가 끝난 지 3개월 정도 되는 시점에서 다시 한 번 명균이 엄마와 전화통화를 한 나는 다음의 소식을 들을 수 있었다.

"명균이가 요즘은 학교가 끝나면 친구들과 놀다가 집에 늦게 올 때가 많아요. 친구들을 집으로 데리고 오기도 하구요. 얼마 전엔 시키지도 않았는데 집에서 혼자 국어책을 소리 내어 읽고 있어서 애 아빠와 제가 한참 웃었어요."

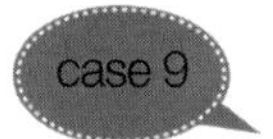

성명: 이건우　　　성별: 남　　　연령: 만 10세

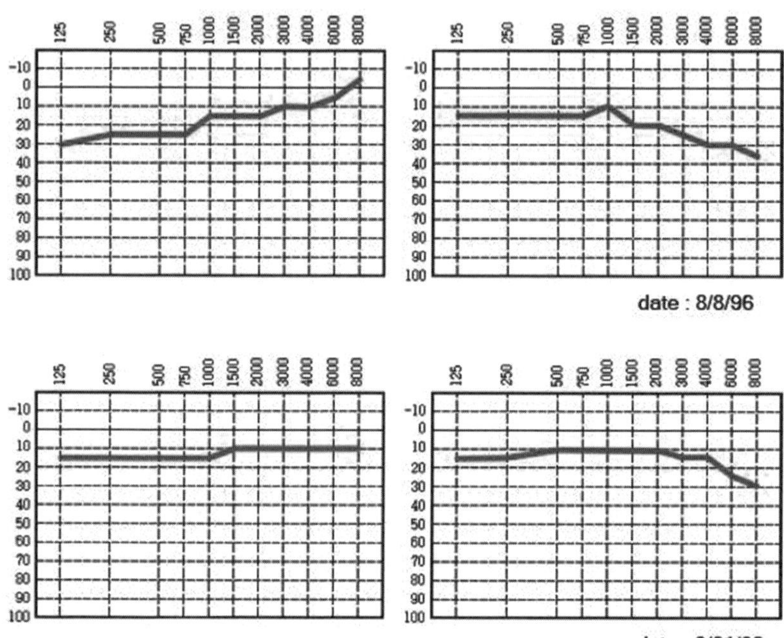

　동네 소아과 의사의 소개로 나를 찾은 건우는 발음이 매우 부정확하여 나로서는 건우의 말을 전혀 알아들을 수 없었다. 건우는 일반 초등학교 4학년에 재학 중이었으나, 학습 및 친구들과의 교류는 전혀 되지 않고 있었다.

　나는 일단 건우를 의사소통이 되지 않는 어린이로 간주하고 청각검사 없이 AIT에 들어갔다. 그러나 4일간 관찰한 결과, 건우가 말을 하지는 못하지만 상대방의 말은 어느 정도 알아듣고 있음을 발견하고, 5일째 AIT

를 시작하기 직전에 청각검사를 시도하였다.

건우가 '들려요', '안 들려요'의 표현을 하지 못했으므로 청각검사기로부터의 소리가 들리면 손을 들고 소리가 들리지 않으면 손을 내리는 방식으로 검사가 진행됐다. 건우는 내 지시사항을 명확히 이해했으며, 의외로 쉽게 검사결과를 얻을 수 있었다.

이미 4일간 AIT를 받은 상태임에도 불구하고, 건우의 청각은 양쪽이 극명한 대조를 이루고 있었다. 즉, 자음의 주파수(125~750헤르츠)는 왼쪽 귀가 잘 듣고 모음 및 기타 소음들의 주파수(1,000헤르츠 이상)는 오른쪽 귀가 잘 듣는 청각을 지니고 있었던 것이다.

이런 경우에 오른쪽 귀로 들린 소리가 왼쪽 귀로 들린 소리에 비해 빠르게 처리되는 원리(「2단원 언어장애/중증 조음장애」 참고)로 인해 'NO'가 'ON'으로 들리는 등 음의 순서가 뒤바뀌어 들리는 현상을 겪게 된다. 건우가 남이 알아들을 수 없는 말을 했던 것은 자신에게 들리는 대로 말을 배웠기 때문이었다.

AIT 종료 후의 청각검사에서 건우가 왼쪽 귀 높은 주파수 일부를 제외하곤 모든 소리를 고르게 듣게 되었음이 확인되었다(4,000헤르츠 이상의 주파수들이 잘 들리지 않는 것은 청각 세포의 손상 때문이므로 쉽게 고쳐지지 않는다).

그로부터 3개월 후, 내가 건우 집에 전화를 걸었을 때 건우가 전화를 받았다. 건우는 나를 알아보곤 매우 반가워하며 많은 말을 했지만, 나는 건우의 말을 거의 이해할 수 없었다. 건우로부터 전화를 건네받은 엄마는 건우가 요즘 예전에 내지 않던 많은 소리들을 내고 있음을 알려주었다.

내가 건우의 경우를 통해 얻은 교훈은 청각교정은 이를수록 좋다는 것이었다. AIT를 통해 흠 없는 청각을 지니게 된 지 3개월이 지났음에도, 지난 10년간 심하게 퇴보해버린 건우의 발성기관들(혀, 성대 등)은 아직도 정확한 발음을 쉽게 만들어내지 못하고 있었던 것이다.

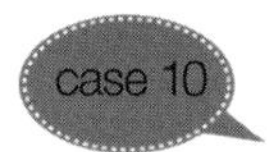

성명: 이만기   성별: 남   연령: 만 7세

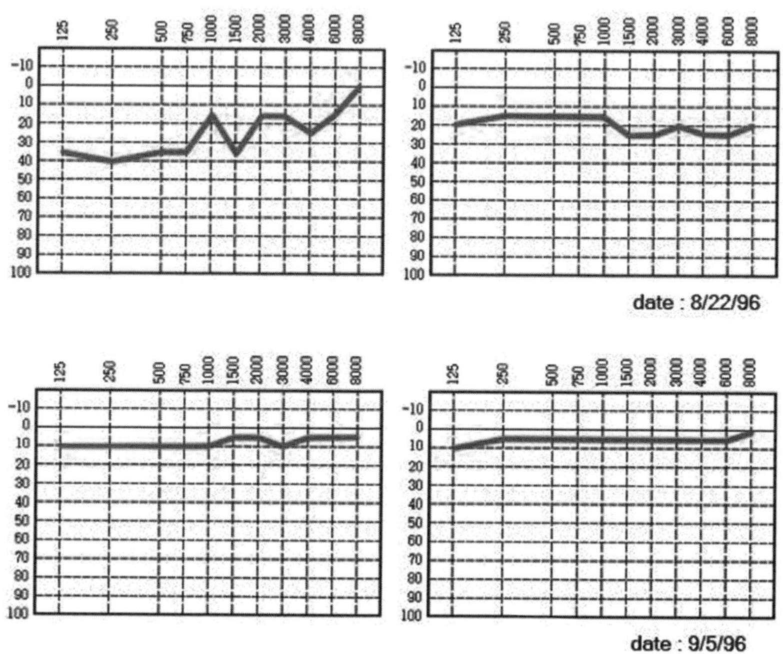

만기는 그해 봄에 초등학교에 입학을 했어야 할 나이였지만, 언어지체와 학습장애로 인해 입학이 1년 유보된 상태였다.

내가 만기의 말을 거의 알아들을 수 없었기 때문에 청각검사는 엄마의 통역으로 진행되었다. 초기 청각 그래프는 만기가 지닌 모든 문제들의 원인을 극명히 보여주고 있었다. 만기는 오른쪽 귀의 심한 불균형과 좌우가 다른 청각으로 인해 상대방 말소리를 정확하게 들을 수 없었던 것이다.

AIT 종료 며칠 후에 행해진 최종 청각검사에서의 그래프는 만기가 지 녔던 모든 청각상의 결함들이 말끔히 사라졌음을 보여주고 있다. 최종 청각검사를 마친 후 만기의 달라진 발음을 확인하고 싶었던 나는 만기 에게 볼펜을 보여주며 물었다.

"이게 뭐니?"

잠시 머뭇거리던 만기는 이윽고 입을 열었다.

"봄뺀."

내가 잘못된 발음을 고쳐주기 위해 "아니야, 다시 말해봐, '볼펜!'" 하자 만기는 얼굴이 벌게지도록 화를 내면서 외쳤다.

"아냐, '봄뺀'이야!"

나는 만기를 돌려보낸 후 만기가 왜 화를 냈는가를 가만히 생각해 보 았다. 그리고 결국 그 이유를 알아냈다.

과거의 만기는 잘못된 청각으로 인해 '볼펜'을 '봄뺀'으로 알고 있었으며, 다른 사람들이 아무리 정확한 발음을 들려주어도 계속 '봄뺀'으로 들렸 기 때문에 시빗거리가 될 수 없었다. 그러나 정상적인 청각을 지니게 된 지금, 내가 그동안 자기가 알고 있던 것과는 다른 발음을 강요하는 것에 대해 화가 났던 것이었다.

약 1년 후 엄마와의 전화통화에서 나는 만기가 학교생활에 큰 무리 없 이 적응하고 있다는 소식을 들을 수 있었다.

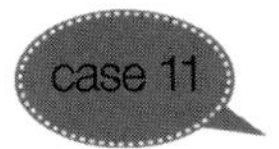

성명: 이종우   성별: 남   연령: 만 7세

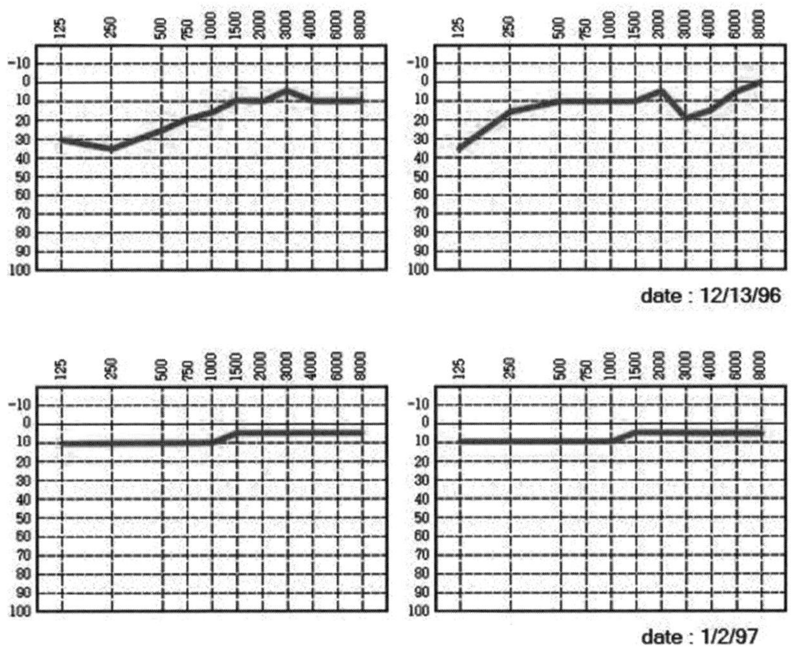

　나를 만날 당시 종우는 초등학교 1학년 학생으로서 일반학교에 다니고 있었으나, 언어 및 행동 면에서 문제가 많아 특수아동들을 위한 미술치료를 별도로 받고 있었다.

　검사를 통해 종우의 청각에서 여러 가지 문제들이 발견되었다. 저음이 고음에 비해 잘 들리지 않음으로 인해 부정확한 발음을 하게 되며, 왼쪽 귀의 청각은 우울증의 원인이 되는 청각이었다.

나는 내과 전문의인 종우 엄마에게 종우의 청각으로 인해 나타날 수 있는 언어상의 문제들을 설명한 후 종우의 우울증에 관하여도 조심스럽게 말을 꺼냈다.

"이런 청각을 왼쪽 귀에 지닌 어린이들은 특히 죽음에 관한 애기를 자주 하는 경향이 있습니다."

그러자 종우 엄마도 나의 말에 적극적인 동의를 표했다.

"맞아요, 애는 죽음에 대해서 애기할 때가 많아요. 날아가는 비행기를 봐도 '엄마, 저 비행기가 떨어지면 저 안에 있는 사람들 다 죽지?' 하는 식으로 엉뚱한 말을 하는 거예요. 그게 청각에 기인한 것이라니 참 놀랍네요."

곧바로 치료는 시작되었고, AIT 종료와 함께 종우는 완벽한 청각을 지니게 되었다. 몇 개월 후 종우 엄마와 통화한 나는 종우가 말을 예전보다 훨씬 정확하게 할 뿐 아니라 어휘도 많이 늘었으며, 이제는 죽음에 관한 애기도 전혀 하지 않는다는 소식을 듣게 되었다.

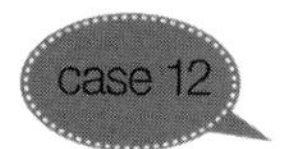

성명: 김동윤   성별: 남   연령: 만 11세

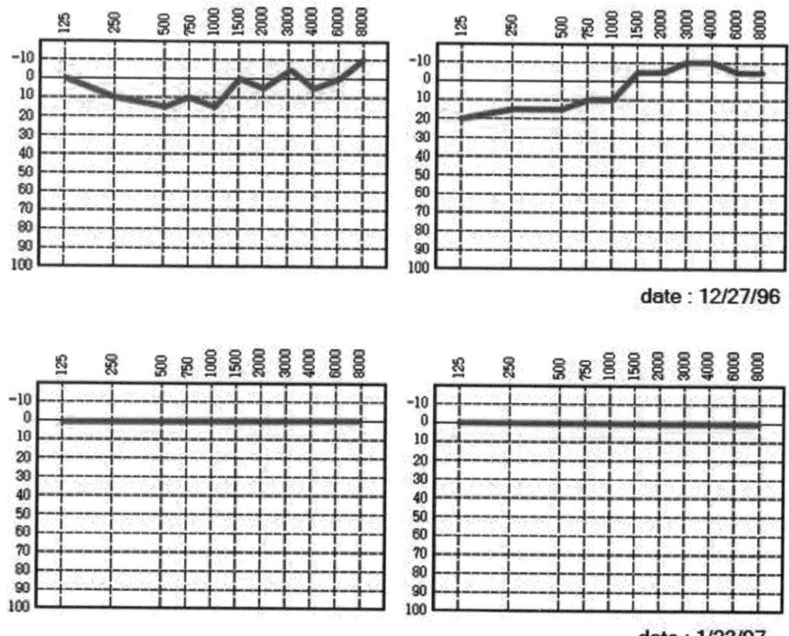

1985년 1월생이었으므로 정상적으로 입학을 하였다면 6학년일 동윤이는 당시(1996년) 5학년에 재학 중이었다. 동윤이는 일반학교에 다니고 있기는 했지만, 배워오는 것은 아무것도 없음을 엄마도 인정하고 있었다. 당시 최고 인기 그룹 HOT의 강타를 닮은 잘생긴 얼굴에 듬직한 체구를 지녔음에도, 동윤이는 학교에서나 동네에서 또래 아이들에게 '바보'라는 놀림을 받으며 힘들게 지내고 있었다. 동윤이는 누가 자기를 바보라고 놀리면 그 자리에서는 아무 저항도 못하다가 집에 와서 서럽게 울곤 했다고 한다.

동윤이의 또 하나의 문제는 재채기 알레르기였다. 동윤이는 지난 몇 년간 하루도 거르지 않고 매일 아침마다 약 15분간 심하게 재채기를 하고는 녹초가 되어 한참을 기어 다니다시피 했다고 한다.

청각검사에서는 전체적으로 심하게 왜곡된 청각이 확인되었다. 좌우청각의 불균형도 심했다.

AIT가 끝난 후 동윤이는 모든 소리를 0데시벨부터 듣기 시작하는 완벽한 청각을 지니게 되었다. AIT가 종료된 지 약 2주 후 최종 청각검사를 위해 나를 찾은 엄마는, 동윤이가 3일째 AIT가 끝난 날부터 그날까지 약 20일 간 아침에 재채기를 하지 않고 있다는 사실을 비로소 내게 알려 주었다.

동윤이가 AIT를 마친 지 약 4개월이 되던 1997년 5월 어느 날 나는 동윤이 엄마로부터 걸려온 전화를 받게 되었다.

"동윤이가 요즘은 예전과 달리 학교 가는 것을 즐거워해요. 성적이 향상될 지는 더 두고 봐야 되겠지만, 책 읽는 속도가 빨라졌고 알림장도 꼬박꼬박 잘 써와요. 그리고 재채기 증세도 완전히 사라진 것 같아요."

AIT 이전에는 학교에서 다음 날 준비물 다섯 가지를 불러주면 처음 것 하나밖에는 적지 못했던 동윤이가 이제는 다섯 개 모두를 적어 온다고 엄마가 기뻐했다. 수년간 괴로움 당했던 재채기로부터 해방된 것도 그에 못지않은 큰 수확이었다. 동윤이의 경우를 보면 과민청각이 알레르기의 원인이 되기도 한다는 베라르 박사의 주장이 틀리지 않는 것 같다.

성명: 김성준   성별: 남   연령: 만 4세

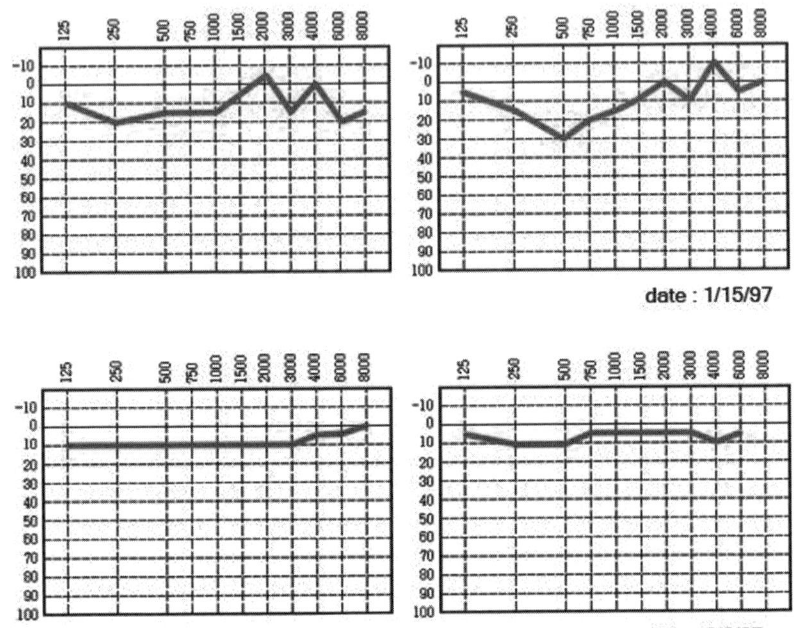

성준이는 '선생님'을 '서내니'로, '연필'을 '여삐'로 발음하는 등 받침 발음을 거의 하지 못하는 상태였다.

성준이는 청각검사용 헤드폰을 쓴 채 바닥에서 구르는 등 매우 산만했지만, 나는 가까스로 검사를 성공시킬 수 있었다. 성준이의 초기 청각 그래프는 성준이가 발음뿐 아니라, 행동 면에서도 매우 심각한 문제를 지니고 있음을 나타내고 있었다. 내가 성준이의 청각검사 결과에 근거하여 성준이가 지니고 있는 '공격성'과 '죽음에 대한 관심'에 관해서도 설명하자 성준이 엄마는 놀란 듯이 말했다.

"그런 것들이 청각 때문이라는 건가요? 얘는 총이나 칼을 가지고 노는 것을 아주 좋아하는데 놀면서 이런 말을 자주 해요. '엄마도 죽이고, 아빠도 죽이고, 나도 죽고…'"

AIT 종료 후에 행해진 청각검사에서 성준이가 지니고 있던 청각상의 모든 문제들이 사라졌음을 확인하였다. 왼쪽 귀의 마지막 주파수인 8,000헤르츠는 성준이가 울어버리는 바람에 확인하지 못했지만….

그해 6월 나는 성준이 엄마와의 전화통화에서 성준이가 아직은 어설프지만, 얼마 전부터 자음 받침을 발음하기 시작했으며 '죽고, 죽이고' 하는 등의 엉뚱한 얘기는 이제 거의 하지 않는다는 소식을 듣게 되었다.

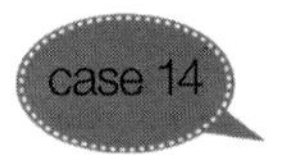

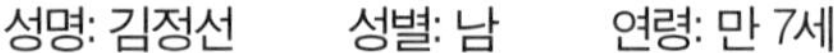

성명: 김정선   성별: 남   연령: 만 7세

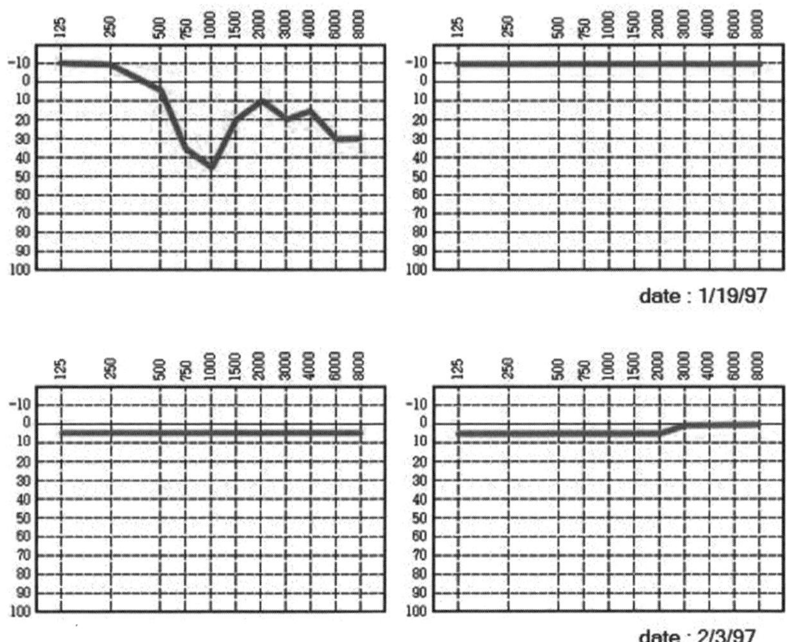

정선이는 1990년 12월생으로서 원래는 그해(1997년) 봄에 초등학교에 입학할 나이였으나, 언어지체가 워낙 심하여 입학이 1년 유예된 상태에서 나를 만나게 되었다.

정선이는 내 사무실에 들어올 때 왼쪽 귀에 보청기를 끼고 있었다. 정선이를 청각장애아동으로 생각한 나는 어머니에게 난청에는 AIT가 큰 효과를 가져다주지 못함을 미리 알렸다(AIT가 난청의 진행을 막아주는 역할은 하지만, 죽은 청각 세포 자체를 살리지는 못한다). 정선이는 다른 사람들이 전혀 알아들을 수 없을 정도로 발음이 심히 부정확했지만, 간단한 의사표현은 할 줄 아는 어린이였기에 나는 청각검사를 시도해 보기로 했다.

그러나 보청기를 뺀 상태에서 곧바로 행해진 청각검사에서의 결과는 너무도 의외였다(정선이는 검사기로부터의 소리가 들리면 '드', 안 들리면 '아' 하고 대답했다). 정선이는 난청과는 전혀 관계가 없는 청각을 지니고 있었던 것이다.

정선이의 오른쪽 귀는 내가 그때까지 본 것들 중 가장 심하게 왜곡되어 있었으며, 왼쪽 귀는 주파수에 관계없이 청각검사기가 내는 가장 작은 크기인 -10데시벨의 소리를 들을 수 있을 만큼 엄청나게 민감했다. 왼쪽 귀로는 온갖 소음들이 다 들리고, 오른쪽 귀로는 사람 목소리가 고장 난 라디오에서 나오는 소리처럼 들렸을 테니, 정선이의 언어발달에 문제가 생길 수밖에 없었다.

정선이는 1년 전 한 대학병원에서의 청각검사에서 '청각장애'란 진단을 받고 그때부터 보청기를 착용하게 되었다고 한다. 정선이가 의사의 지시에 제대로 반응하지 못함으로써 그런 터무니없는 진단이 내려지게 된 것이다. 그렇지 않아도 남들보다 소리를 100배나 잘 듣는 귀에 보청기까지 착용하고 지난 1년을 보낸 것이었다.

AIT 종료 후의 청각검사 결과는 내 상상을 초월할 정도로 좋았다. 나는 정선이 왼쪽 귀의 청각이 정상화되리라는 예상은 했으나, 최소감지능력(들을 수 있는 가장 작은 크기)이 45데시벨이던 오른 쪽 귀의 1,000데시벨에 대한 청력이 5데시벨의 소리까지 들을 수 있을 정도로 향상되리라고는 상상치 못했던 것이다.

그해 봄 나는 정선이 어머니로부터 정선이가 매우 열심히, 그리고 자발적으로 말을 배우고 있다는 소식을 들었다. 그전까지 정확한 말소리를 들어보지 못했던 정선이에게는 전혀 다른 방식으로 들리기 시작하는 우리말이 마치 하나의 외국어와도 같았을 것이다.

그다음 해 봄, 초등학교에 입학한 정선이는 받아쓰기에서 100점을 맞기도 하는 등 그런대로 무난하게 학교생활을 하고 있었다. 아직 발음이 정확지는 못했으나, 다른 사람들이 전혀 알아듣지 못할 정도는 아니라고 하였다.

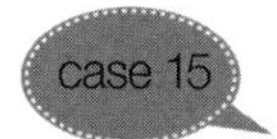

성명: 박창호   성별: 남   연령: 만 7세

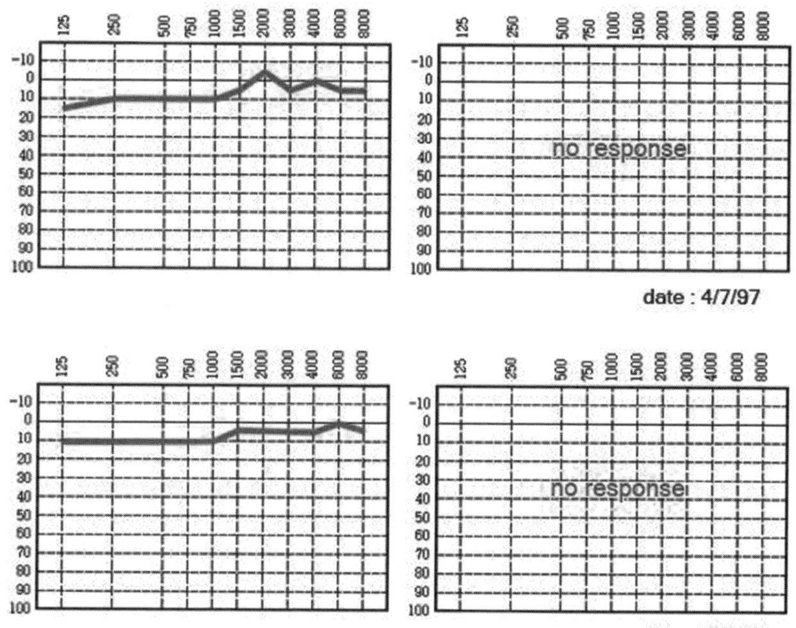

　창호는 90년 2월생으로서 나를 만난 97년 4월이면 초등학교 2학년이 되었을 나이인데도, 부모의 결정으로 2년째 입학이 유보된 상태였다. 그러나 막상 대하고 보니 창호는 의외로 똑똑한 어린이였다. 창호는 신속하고도 정확하게 청각검사에 임함으로써 오른쪽 귀 청각을 검사하는 데 5분도 채 걸리지 않았다. 청각검사에 반응하는 속도나 정확성으로 볼 때 창호는 분명 평균 이상의 지능을 지닌 어린이였다.

　나는 청각검사 내내 '왜 창호 엄마는 이렇게 영리한 어린이를 학교에 입학시키지 않았을까?' 하는 생각을 지울 수 없었다. 오른쪽 귀에서는 산만함의 원인이 되는 청각(2,000헤르츠에의 민감함)이 발견되기는 했으나, 학교 입학을 2년씩이나 미루어야 할 만큼 심각한 것은 아니었다.

그러나 왼쪽 귀의 청각검사를 시작하자 창호는 완전히 다른 어린이로 변했다. 청각검사기의 소리를 아무리 높여도 계속 '안 들려요'를 반복하는 것이었다. 결국, 왼쪽 귀 청각검사를 포기한 나는 엄마 동의하에 산만함의 원인을 제거하는 데 AIT의 초점을 맞추기로 하고 창호의 AIT를 시작했다.

그날 오후 청각 그래프들을 정리하던 나는 왼쪽 귀가 검사되지 않은 채 마무리된 창호의 그래프를 보며 문득 이런 생각이 떠올랐다.

'혹시 창호의 왼쪽 귀가 정말로 들리지 않는 건 아닐까?'

다음 날 이틀째 AIT를 위해 나를 찾은 창호에게 다시 한 번 청각검사를 시도한 나는 청각검사기의 소리 크기를 50데시벨로 고정시킨 후 검사기의 소리를 오른쪽 귀와 왼쪽 귀로 번갈아 내보내며 창호의 반응을 살폈다. 그러자 놀랍게도 창호는 검사기 스위치 작동이 전혀 보이지 않음에도, 주파수에 관계없이 오른쪽 헤드폰으로 소리가 나올 때에는 "들려요." 왼쪽 헤드폰으로 소리가 나올 때에는 "안 들려요."하고 정확히 대답하는 것이었다.

창호의 왼쪽 귀 청력에 심각한 문제가 있음을 확인한 나는 이번에는 소리가 왼쪽 헤드폰으로만 나오게끔 청각검사기 레버를 고정시킨 후 소리 크기를 100데시벨까지 올려보았다. 창호는 아무런 반응도 보이지 않았다. 정상 청각이라면 헤드폰을 통해 나오는 100데시벨 크기의 소리를 견디지 못한다.

나의 권유로 창호 엄마는 그날 즉시 그동안 아들의 치료(소아정신과)를 위해 오랫동안 다녀왔던 대학병원 이비인후과에 정밀검사를 신청했으며, 바로 다음 날 행해진 검사에서 '창호의 왼쪽 귀는 신경이 죽어있어서 전혀 듣지 못한다'는 진단을 받았다. 지난 7년간 창호가 보여 왔던 종잡을 수 없던 행동의 원인이 밝혀지는 순간이기도 했다.

즉, 창호는 오른쪽 귀는 잘 들리고 왼쪽 귀는 전혀 들리지 않음으로써 상대방이 어느 방향에서 말을 하느냐에 따라 반응이 전혀 달랐던 것이었다. 예를 들어, 선생님이나 엄마가 자신의 오른쪽에서 말을 하면 바로 알아듣고 반응했지만, 왼쪽에서 말을 하면 잘 알아듣지 못함으로써 딴청을 부리는 듯한 행동을 했던 것이다. 그러나 창호의 이러한 청각적 결함을 알 리가 없던 주변 사람들은 창호의 변덕스러운 행동을 이해할 수 없었던 것이다.

AIT 종료 후의 청각검사에서 창호의 오른쪽 귀는 정상화되었으나, 왼쪽 귀 청력이 살아나지는 않았음이 확인되었다. 그러나 창호 엄마는 지난 7년간 모르고 지나왔던 사실(창호의 왼쪽 귀가 소리를 듣지 못한다는)을 확인한 자체를 큰 수확으로 여겼다.

그다음 해에 학교에 입학한 창호는 선생님의 배려로 왼쪽 귀는 창가를

향하고 오른쪽 귀로는 선생님의 목소리를 들을 수 있도록 자리 배치를
받았다. 몇 년 후 나는 창호가 학교생활에 잘 적응하고 있다는 소식을
엄마로부터 들을 수 있었다.

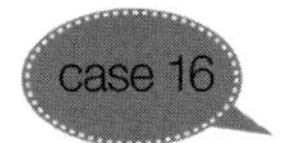

성명: 차승환　　　성별: 남　　　연령: 만 13세

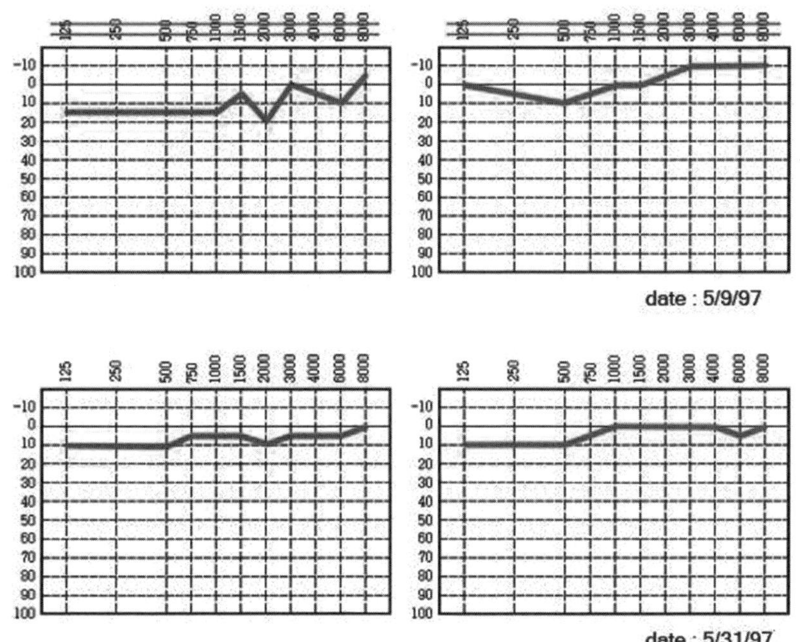

　　중학교 1학년에 재학 중이던 승환이는 정신과에서 ADHD 진단을 받은 적이 있었으며 성적은 최하위권이었다. 언어나 성격상에 특별한 문제는 없었으나, 친구들을 때려서 선생님께 꾸중을 듣는 경우가 종종 있었다고 한다(승환이는 또래들에 비해 체구가 컸다).

　　청각검사 결과, 승환이의 오른쪽 귀에서는 산만함의 원인이 되는 청각이, 왼쪽 귀에서는 높은 주파수에 매우 민감한 청각이 확인되었다. 또한, 승환이는 음 구별을 전혀 하지 못하는 심한 음치 증세도 함께 지니고 있었다.

내가 승환이의 과민청각에 관해 말하자 엄마는 이렇게 말했다.

"그럼 진짠가? 얘는 윗집 싸움하는 소리 때문에 공부를 못하겠다고 매일 밤 불평을 해요. 나한테는 아무 소리도 안 들리는데…. 그럴 때마다 나하고 얘 아빠는 이 녀석이 공부하기 싫으니까 핑계 댄다고 야단 쳤었는데, 그렇다면 정말로 얘한테는 우리에게 안 들렸던 소리들이 들렸다는 건가요?"

AIT 종료와 함께 행해진 최종 청각검사에서 승환이가 완벽한 청각을 지니게 되었음이 확인되었다. 승환이는 모든 주파수를 0과 10데시벨 사이에서 듣기 시작하는 고른 청각을 양쪽 귀 모두에 지니게 되었을 뿐 아니라 음의 높낮이 구별까지 정확하게 하는 것이었다.

그로부터 5개월가량 지난 후, 승환이 엄마는 내게 다음과 같은 소식을 전해왔다.

"아직 승환이 성적이 크게 오른 것은 아니지만, 전보다는 훨씬 편안해지고 집중도 잘한다는 느낌이 들어요. 밤중에 윗집에서 무슨 소리가 난다는 말도 이젠 하지 않고요. 얼마 전의 영어 받아쓰기 시험에서 80점을 받았는데, 승환이가 그 시험에서 50점 이상 받아본 것은 이번이 처음이에요. 2학기가 시작된 후 약 2개월이 지났는데 아직 친구와 싸운 적도 한 번도 없는 것 같아요."

- 승환이 초기 청각 그래프의 주파수 부분에 가로로 줄이 쳐 있는 것

은 음치 증세가 있음을 표시한 것이다. 최종검사에서는 음치증세도 사
라졌음이 확인되었다.

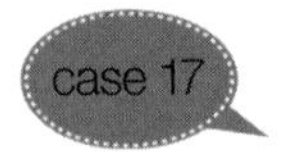

성명: 민태식   성별: 남   연령: 만 19세

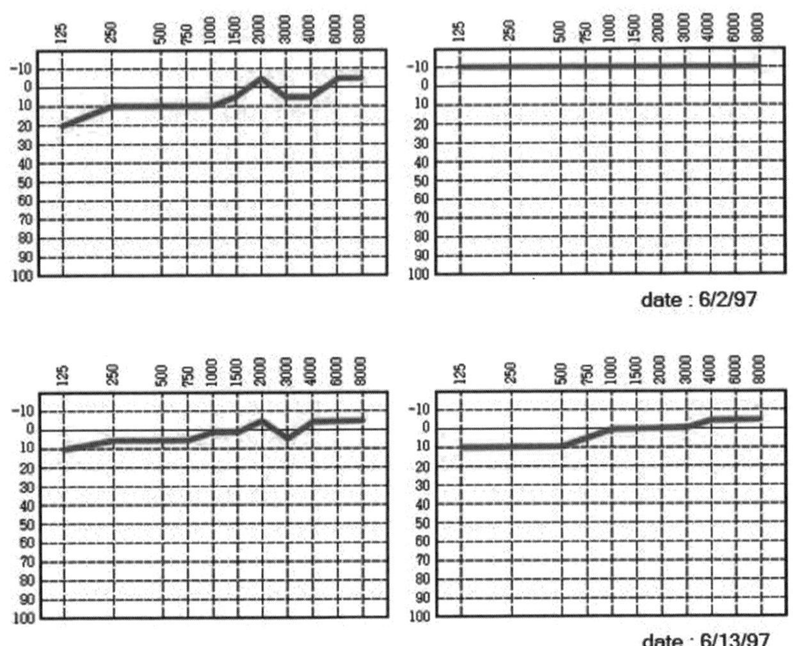

한 명문대학 교수의 장남인 태식이는 1977년 9월생으로서 나를 만난 당시인 1997년에는 우리 나이로 21세였다. 정상적으로 학교에 다녔다면 대학 2학년일 태식이는 당시 고등학교 3학년 학생으로서 상업고등학교 교복을 입은 채 (엄마와 함께) 내 사무실로 들어왔다. 태식이는 매우 어눌한 말투로 청각검사에 임했으나, 검사 자체에는 별 어려움이 없었다.

태식이의 오른쪽 귀는 125헤르츠의 음을 다른 주파수들에 비해 잘 듣지 못하고 있었는데, 이런 청각은 '혀 짧은 소리'의 원인이 된다. 태식이의 왼쪽 귀는 모든 주파수에 걸쳐 검사기에서 나오는 가장 작은 크기인 -10 데시벨까지도 감지할 정도로 극도로 예민했다. 이런 귀는 주변 소음에 잠식이 되어 막상 들어야 할 소리는 잘 듣지 못한다.

내가 태식이 청각의 특성을 얘기하자 엄마가 고개를 끄덕이며 말했다.

"저도 애 귀가 좀 이상하다고 생각은 했었어요. 밤중에 제가 안방에서 코만 한번 훌쩍 해도 다른 방에 있던 태식이가 '엄마 왜 울어요?' 하며 달려온 적이 한두 번이 아니었거든요."

낮 동안 엄청난 양의 소음에 잠식되어 있던 태식이의 왼쪽 귀는 주변이 조용해지는 시간인 밤이나 새벽이면 멀리서 나는 조그마한 소리까지도 정확히 듣게 됨으로써 나타난 현상이었다.

AIT로서 태식이는 정상 범주의 청각을 지니게 되었다. 그로부터 약 5개월 후 태식이 엄마는 나와의 전화통화에서 이렇게 말했다.

"태식이가 요즘은 다른 사람들의 말을 잘 알아듣는 것 같아요. 예전에는 무슨 말을 하면 '뭐라구?' 하며 되묻는 경우가 많았거든요."

성명: 송명훈   성별: 남   연령: 만 5세

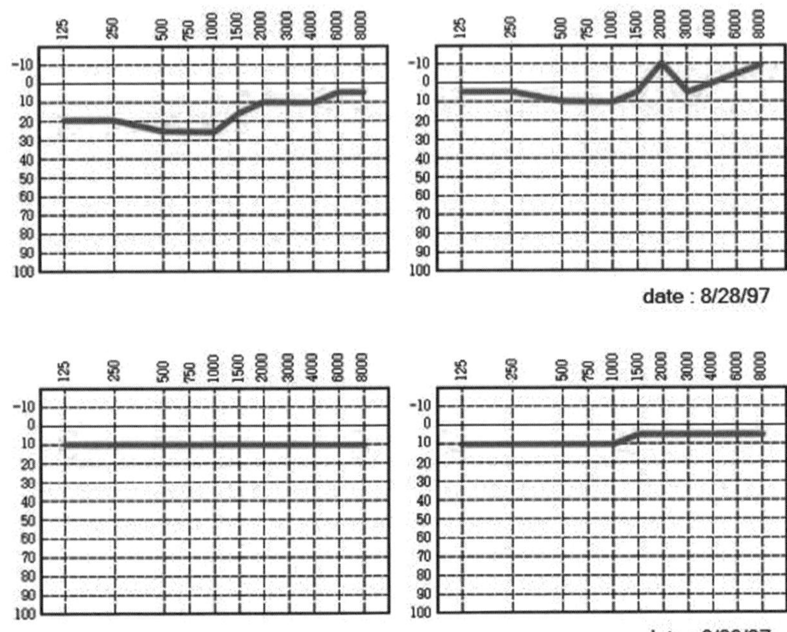

명훈이 엄마는 단순히 아들의 부정확한 발음 때문에 나를 찾았다. 그러나 청각검사 결과에 의거하여 내가 명훈이의 그 밖의 문제점들(우울증, 언어이해력 부족)을 지적하자 나의 진단에 전적인 동의를 표했다.

AIT 종료와 함께 명훈이가 지니고 있던 청각상의 결함들은 자취를 감추었다. 약 2개월 후 나는 명훈이 엄마와의 전화통화에서 다음과 같은 소식을 들었다.

"요즘 명훈이는 '엄마, 사람들이 선침을 선칩이래! 엄마, 사람들은 왜 제 말을 제발이라고 해?' 라고 하며 다른 사람들이 자기와 다르게 발음하는 것을 매우 신기해해요. 그리고 이제는 예전과는 달리 명훈이가 잘못된 발음을 하더라도 한 번 고쳐주면 곧바로 따라서 해요."

명훈이는 AIT 이전까지 왜곡된 청각으로 인해 과자 이름인 '선칩'을 '선침'으로, 부탁할 때 하는 말인 '제발'은 '제말'로 알고 있는 등 많은 단어들의 발음을 자기 나름대로의 방식으로 기억하고 있었던 것이다. 또한, 자기의 잘못된 발음을 지적해주는 엄마의 발음 역시 자기만의 방식으로 받아들였으므로 발음 교정이 쉽지 않았던 것이다.

몇 년 후 초등학교 2학년이 된 명훈이의 소식을 엄마를 통해 들었다. 명훈이가 발음도 좋아지고 친구들과도 잘 지낸다는 소식이었다. 명훈이가 명문 K대 2학년 재학 중 입대하여 현재 전투경찰로 군복무 중이란 것이 내가 가장 최근(2013년 초)에 들은 소식이다.

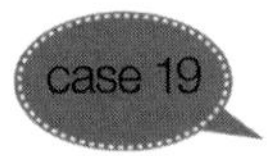

성명: 정지원   성별: 여   연령: 만 10세

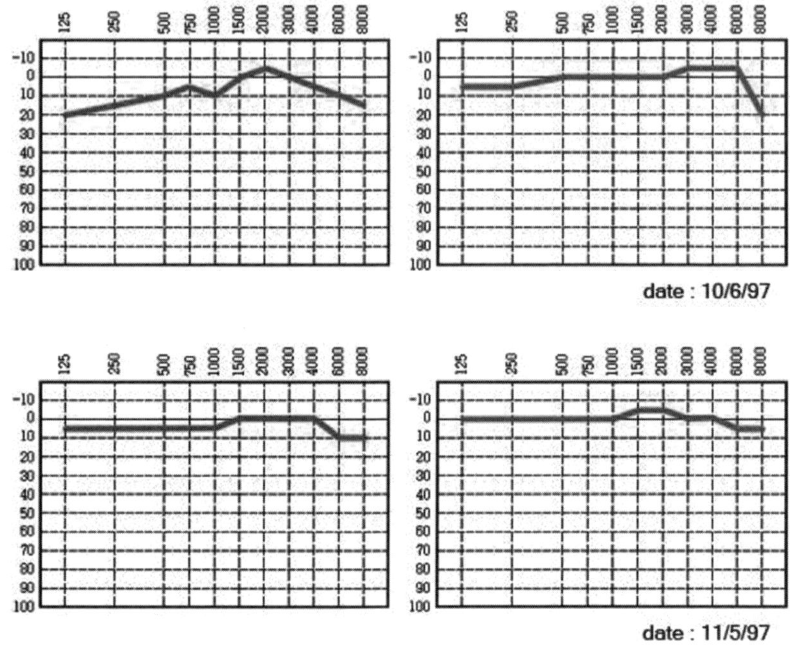

지원이 엄마는 내 사무실에서 멀지 않은 곳에서 약국을 경영하고 있는 약사였는데, 약국 손님으로부터 우연히 AIT에 관한 얘기를 듣고 나를 찾았다.

당시 초등학교 4학년이던 지원이는 예쁘고 얌전한 소녀였으나, 반 평균이 80점인 시험에서 20점을 겨우 맞을 정도로 심한 학습장애를 지니고 있었다. 행정고시 출신의 공무원인 아빠와 S대 약대 졸업생인 엄마로서는 과외공부까지 하면서도 성적이 바닥권인 딸을 도저히 이해할 수가 없었다.

청각검사 결과, 지원이는 언어와 밀접한 관계가 있는 귀인 오른쪽 귀가 소리를 고르게 들어주지 못하고 있음이 발견되었다. 소음에 비해 사람 목소리가 작게 들리는 것이 문제였던 것이다. 결국, 지원이는 선생님의 말소리를 정확히 듣지 못함으로써 수업을 이해할 수가 없었던 것이었다. 검사에 입회하여 나와 함께 딸의 청각을 확인한 지원이 엄마는 이렇게 물었다.

"그럼 저학년 때 받아쓰기에서 실수를 많이 한 것도 청각 때문이었나요?"

내가 그렇다고 하자 엄마는 지원이를 측은한 눈길로 한참 바라보더니 말했다.

"그동안 우리 딸 귀가 잘못된 것도 모르고 병원 정신과에서 약도 받아 먹이고 한의원에서 침도 맞혔으니 참 어처구니가 없네요. 하여튼, 이제라도 원인을 알았으니 다행이네요."

10일간 모든 과외를 중단하기로 하고 바로 다음 날부터 AIT는 시작되었다. 지원이는 학교 수업을 마치고 오느라 피곤하여 가끔 졸기는 했으나 AIT 음악 듣기를 매우 즐겼다. AIT 종료 후의 청각 그래프는 지원이가 완벽한 청각을 지니게 되었음을 보여주고 있다.

AIT가 끝난 지 5개월가량 되는 시점인 다음 해 3월 동네에서 우연히 나와 마주친 지원이 엄마는 밝은 표정으로 지원이의 근황을 알려 주었다.

“우리 남편이 내년 가을 쯤 미국으로 박사과정 공부를 위해 가기 때문에 오래전부터 지원이에게 영어 공부를 시켜 왔는데, 요즘은 확실히 달라요. 지원이에게 영어를 가르치는 미국 선생님도 지원이가 예전에는 아무리 시켜도 못 따라 하던 발음을 이제는 수월하게 따라 한다며 놀라워하고 있어요. 이번 학기 학교생활이 기대가 되네요.”

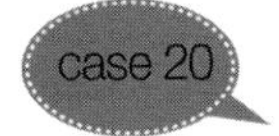

성명: 백미경   성별: 여   연령: 만 14세

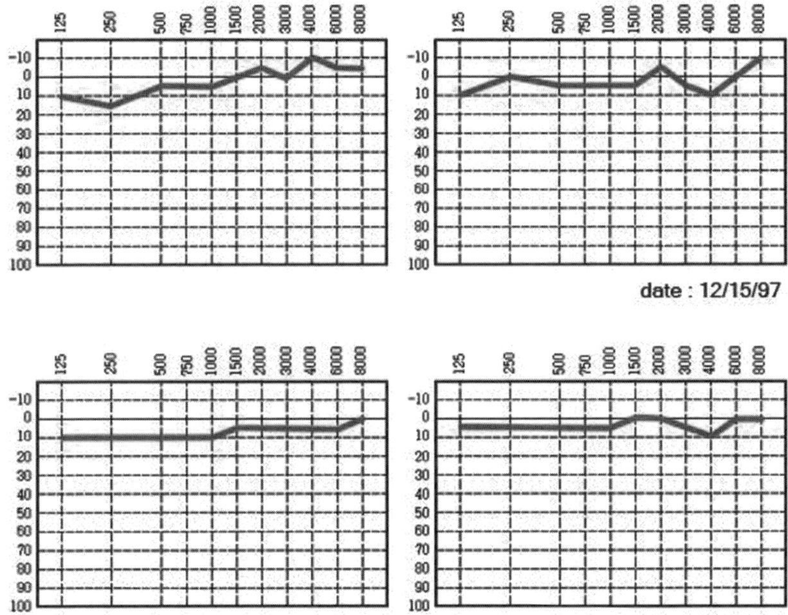

당시 중학교 2학년이던 미경이는 2학년 2학기가 시작되면서부터 상위
권이던 성적이 곤두박질치는 데다 온순하던 성격마저 매우 신경질적으
로 변했다. 청각검사 후 내가 미경이 엄마에게 딸의 우울증 증세와 특정
한 주파수에의 과민한 현상에 관해 설명하자 옆에서 듣고 있던 미경이
가 이렇게 물었다.

"제 청각이 과민하다고요? 그럼 다른 애들이 듣지 못하는 소리를 제가
들을 수도 있는 건가요?"

내가 그렇다고 답하자 이번에는 엄마를 향해 의기양양하게 말했다.

"이제 제 말을 믿을 수 있겠죠?"

그 사연은 다음과 같다.

얼마 전 미경이는 학교에서 실시한 영어 듣기 평가 시험에서 30점을 맞았다. 그 전까지 그 과목에서 100점을 놓쳐본 적이 거의 없던 미경이가 그토록 형편없는 점수를 맞았으니 부모의 근심이 이만 저만이 아니었다. 그런데 그 시험 후에 미경이는 엄마에게 시험감독 선생님의 손톱 깎는 소리 때문에 시험을 잘 볼 수 없었다고 불평했다는 것이다. 그러나 같이 시험을 본 다른 학생들은 평소대로 점수가 나왔으므로 미경이의 이런 불평은 터무니없는 핑계로 들릴 수밖에 없었다. 다른 학생들은 스피커로부터 흘러나오는 소리에 집중을 하는 동안 미경이는 과민한 청각으로 인해 선생님의 손톱 깎는 소리에 방해를 받아 시험을 망치고 만 것이었다.

10일간의 AIT로서 미경이의 청각에서 특별히 민감하던 부분들은 자취를 감추었다. 미경이는 AIT 기간에 이미 밝고 상냥한 소녀로 변화하여 엄마를 기쁘게 했다. 나는 미경이가 3학년이 시작되면서 다시 예전의 모범생으로 돌아갔다는 소식을 접할 수 있었다.

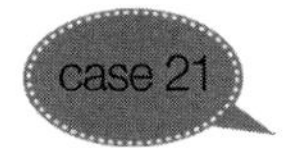

성명: 장진호   성별: 남   연령: 만 9세

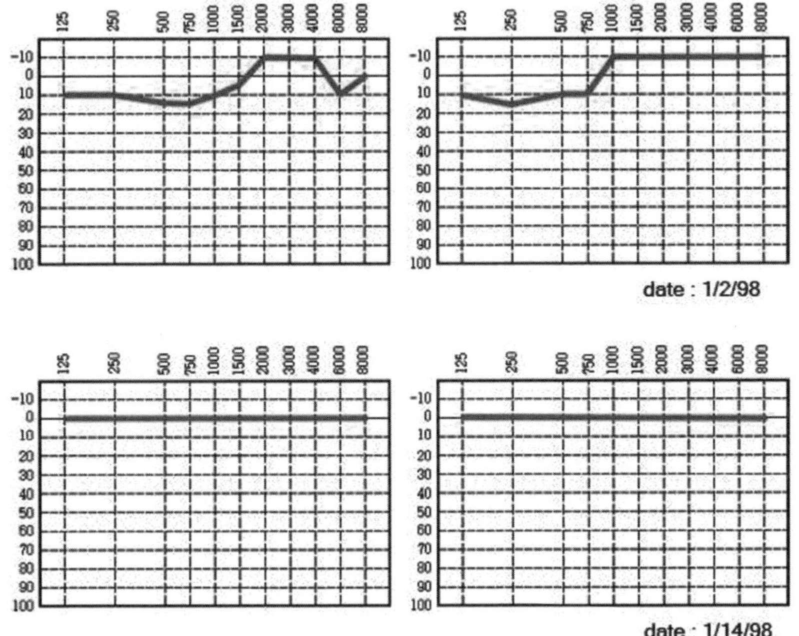

진호는 초등학교 2학년 겨울 방학 때 나를 만나게 되었다. 당시의 진호는 발음이 부정확하며 학습이 거의 되지 않는 상태였다. 친구들과도 전혀 어울리지 못하며 수업이 끝나기 전에 울면서 집에 돌아온 적도 여러 번 있었다. "너 왜 우니?" 하고 엄마가 물으면, "너무 시끄러워서요." 했다고 한다.

청각검사 결과, 진호가 높은 주파수의 소리들에 매우 민감한 청각을 지니고 있음이 확인되었다. 양쪽 귀가 서로 약간 다르기는 했으나 1,500

헤르츠 이상의 거의 모든 고음들을 청각검사기가 낼 수 있는 가장 작은 소리인 -10데시벨부터 듣고 있는 것이었다. 이럴 경우에는 높은 주파수의 소리들(주로 소음들)이 귀를 잠식하여 낮은 주파수의 소리들(사람 목소리 등)은 오히려 잘 들리지 않게 된다. 발음이 부정확한 원인은 자음(125~750헤르츠)이 모음(1,000~1,500헤르츠)보다 작게 들리기 때문이며 수업 도중에 울면서 집에 돌아온 이유는 아이들 떠드는 소리가 너무도 괴로웠기 때문이었다.

AIT가 끝난 후 진호는 모든 주파수의 소리들을 0데시벨부터 듣기 시작하는 완벽한 청각을 지니게 되었다. 진호의 발음은 빠른 속도로 교정되었고, 학교에서 울면서 집에 돌아오는 일도 그 후로는 전혀 없었다. 몇 년 후 내가 들은 소식은 진호가 매우 씩씩하고 적극적이며, 성적도 상위권인 초등학교 5학년 학생이 되어 있다는 것이었다.

진호 엄마는 내 사무실이 있는 건물에서 학원을 운영하고 있었으므로 나는 그 후에도 자주 진호의 소식을 들을 수 있었다. 2005년 여름, 사무실 근처 음식점에서 나는 청소년이 된 진호와 우연히 마주쳤는데 뉴질랜드 유학 중 방학을 이용하여 집에 와 있다고 했다. 의젓한 진호의 모습을 보며 나는 '진호가 그때 귀를 고치지 않았으면 지금 어떤 모습으로 있을까?'를 생각해 보았다.

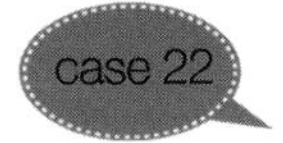

성명: 박종민   성별: 남   연령: 만 15세

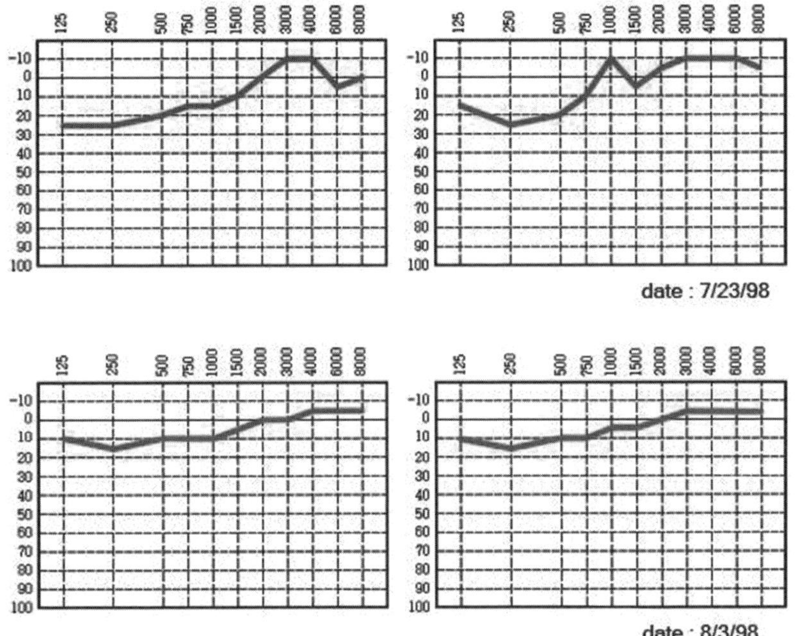

외교관인 아빠와 함께 태국에 살고 있던 종민이는 현지에서 외국인을
위한 고등학교에 재학 중이었다. 종민이는 영어를 완벽하게 할 뿐 아니
라 전교 1등을 놓치지 않던 수재였다. 그러나 그의 부모는, 사회성이 없
어 친구를 사귀지 못하며 밤잠을 깊이 자지 못하여 항상 피곤해하는 종
민이의 문제를 해결하기 위해 인터넷을 탐색하던 중 내 홈페이지를 접하
고 여름휴가를 이용하여 나를 찾았다.

청각검사 결과, 종민이는 저음에는 둔감한 반면에 고음에는 지나치게 민감한 청각을 지니고 있음이 확인되었다. 보통 이 정도로 심하게 왜곡된 청각은 언어장애·학습장애를 초래하게 되는데, 종민이는 자신의 뛰어난 지능으로 청각상의 결함을 극복하고 있었던 것으로 추정된다(발음이 약간 부정확하기는 했다). 그러나 종민이는 고음에 민감한 청각으로 인해 친구들의 웃고 떠드는 소리가 괴롭다 보니 친구를 사귀지 못했고, 밤중에 다른 집에서 들려오는 각종 소음(수돗물 소리, 세탁기 소리 등)으로 인해 깊은 잠을 잘 수 없었던 것이다.

10일간의 AIT가 종료된 즉시 행해진 청각검사는 그가 처음보다 훨씬 고른 청각을 지니게 되었음을 보여주고 있다. 종민이는 이제 들어야 할 소리들은 더욱 잘 듣게 된 반면에, 소음의 시달림으로부터는 완전히 탈출한 것이다.

약 3개월 후 종민 엄마의 소개로 아들을 데리고 역시 태국으로부터 나를 찾은 한 엄마에게서 종민이의 근황을 들을 수 있었다.

"종민이가 요즘은 방과 후에 친구들과 농구를 하고 집에 온대요. 전에는 상상도 할 수 없었던 일이죠. 그리고 틈만 나면 아무 곳에서나 누워 자던 애가 이제는 활기가 넘쳐요. 공부는 여전히 전교 1등이고요."

그로부터 3년 후 여름 한 10대 소녀가 혼자서 내 사무실을 찾았다. 그리스에서 고등학교 재학 중인 한국인 여학생이었다. 알고 보니 종민이 여동생이었는데, 외교관인 아빠가 태국 대사관에서 그리스 대사관으로 전근 가는 바람에 가족이 그리스에 살고 있었다.

부모가 이번 여름에 무조건 귀를 고치라고 나에게 보냈다고 한다. 청각 검사 결과 약간의 예민함이 발견되어 AIT를 받고 돌아갔는데, 여동생으로부터 오빠(종민이)의 소식을 들을 수 있었다.

종민이는 미국 하버드대학에서 수학을 전공하고 있다고 한다. 종민이가 원래 공부를 잘하기는 했지만, AIT가 아니었으면 하버드대학에 들어가지는 못했을 거라고 부모가 생각하고 있다고 한다. 하버드나 스탠포드 같은 미국 일류대학들에서는 학과성적 이외에도 과외활동 등 중요시하는 사항들이 있는데, AIT 이전의 종민이는 그 방면에서는 거의 제로상태였기 때문이다. 종민이 동생이 나를 만난 첫날 한 말이다. "우리 오빠 정~말 좋아졌어요."

성명: 박상철　　　성별: 남　　　연령: 만 5세

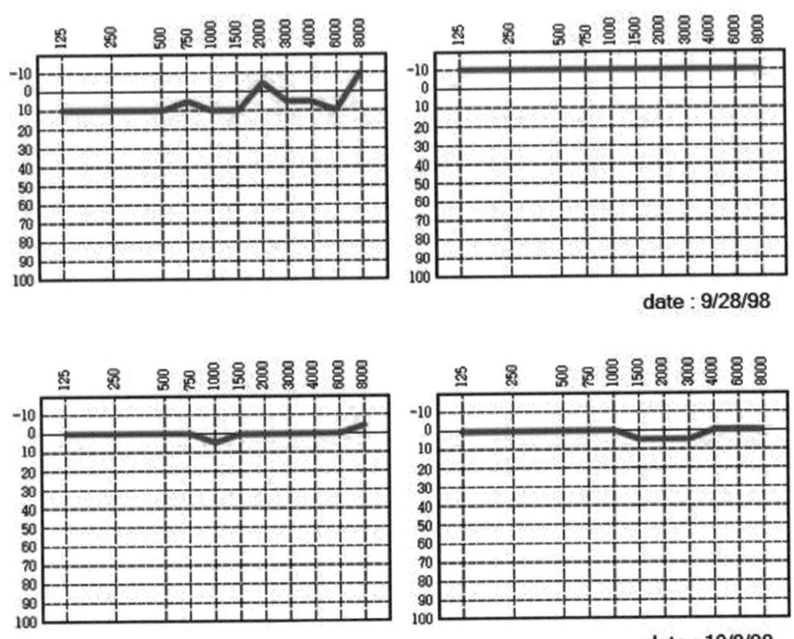

상철이는 발음이 부정확하고 학습이 전혀 되지 않는 어린이였다. 엄마가 몇 년 동안 열심히 가르쳤음에도, 상철이는 아직 10까지도 제대로 세지 못하고 있었다.

AIT 시작 전에 시도된 청각검사는 상철이가 아무런 반응도 보이지 않음으로써 실패로 돌아갔다. 그러나 AIT 6일째 되던 날, 다시 한 번 청각검사를 시도한 나는 큰 어려움 없이 결과를 얻을 수 있었다.

상철이는 민태식(case 17)과 마찬가지로 오른쪽 귀에 산만함의 원인이 되는 청각을, 그리고 왼쪽 귀에는 모든 주파수들을 -10데시벨부터 듣기 시작하는 과민한 청각을 지니고 있었다. 이미 5일간이나 AIT를 받았음에도 불구하고 청각이 이 정도인 걸 보니, AIT 이전의 청각은 이보다도 훨씬 심하게 왜곡되어 있었으리라 짐작되었다.

AIT로서 상철이는 모든 주파수들을 0데시벨 정도에서 듣기 시작하는 정상적인 청각을 지니게 되었다.

AIT 종료 약 1개월 후 상철이 엄마는 내게 전화하여 상철이의 이해력이 향상되었으며, 발음도 전보다 분명해졌다는 소식을 전해 주었다. 그로부터 1개월가량이 더 지난 후 나는 다시 한 번 상철이 엄마의 전화를 받게 되었다. 그러나 이번에는 매우 당혹스런 소식이었다.

"어제 상철이를 데리고 S 대학병원 학습장애 클리닉에 갔는데, 의사선생님이 상철이는 청각장애이므로 보청기를 착용해야 한데요. 한쪽 귀에 2백만 원씩이니 양쪽 귀 모두에 하려면 4백만 원이 필요하대요. 돈이 문제가 아니라 우리 아이가 귀머거리라니…"

상철이가 많이 좋아져서 가벼운 마음으로 찾은 그 병원에서 그녀는 청천벽력과도 같은 소리를 듣게 된 것이었다. 그 병원 예약은 AIT 이전에 이루어진 것이었다.

내 요청으로 상철이 엄마는 바로 다음 날 아들과 힘께 나를 찾았다. 나는 다시 한 번의 청각검사를 통해 상철이가 AIT 직후의 청각을 그대로 유지하고 있음을 엄마에게 확인시켜 주었다. 그리고는 상철이 엄마의 청각도 검사해 보았다. 모든 주파수들을 10데시벨 정도부터 듣기 시작하는 극히 정상적인 청각이었다. 청각검사 후 나는 어리둥절해 하는 상철이 엄마에게 말했다.

"만약 상철이가 보청기를 착용해야 한다면 엄마도 보청기를 착용해야 합니다. 상철이 청각이 엄마보다 좋으니까요."

그 대학병원의 청각검사에서 너무도 긴장한 상철이가 더딘 반응을 보이자, 그 담당의사는 즉석에서 '청각장애', '보청기 착용'이란 터무니없는 진단을 내린 것이었다. 병원에서의 청각검사는 보호자 입회하에 대화식으로 진행되는 베라르 방식 청각검사와는 달리 보호자 입회 없이 스위치를 누르는 방식으로 진행된다. 스위치를 마구 누르는 어린이들이 있는가 하면 소리가 들려도 스위치를 누르지 않는 어린이들도 있지만, 의사는 그 결과를 그 어린이들의 청각으로 간주해버리는 것이다.

상철이는 다행히 보청기착용의 재앙을 피할 수 있었다. 그러나 상철이의 경우를 보며 얼마나 많은 어린이들이 의사들의 무성의로 멀쩡한 귀에 보청기를 끼고 있을까를 생각하니 가슴이 답답했다.

성명: 이지민　　　성별: 여　　　연령: 만 6세

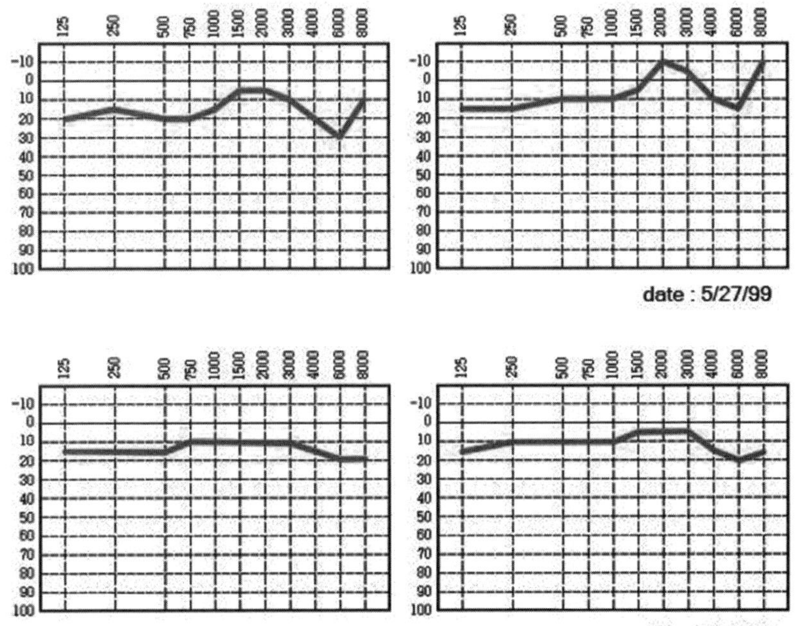

　지민이는 만 5세가 될 무렵 한 대학병원에서 정신지체(지적장애) 판정을 받은 적이 있는 어린이로서 그 당시 병원에서 측정된 아이큐는 60이었다. 지민이는 기본 학습이 전혀 되지 않을 뿐 아니라, 운동기능도 매우 떨어져서 취학 연령이 되었음에도 특수유치원에 다니고 있었다. 그러나 지민이는 간단한 대화는 가능한 어린이었으므로 어렵지 않게 청각검사를 마칠 수 있었다.

　청각검사 결과, 지민이는 왼쪽 귀에 2,000헤르츠와 8,000헤르츠에 민감한 청각을 지니고 있음이 확인되었다. 자폐성향 어린이들과 우울증 성인들에게서도 예외 없이 발견되는 이러한 유형의 청각이 정신지체 성향의 어린이에게서까지 나타나는 것을 보며, 나는 이 특별한 유형의 청각으로 인해 나타나는 증세가 참으로 다양함을 알 수 있었다.

지민이는 처음부터 AIT 헤드폰에 대한 거부반응을 전혀 보이지 않았으므로 10일간의 일정은 아무런 어려움 없이 끝날 수 있었다. AIT 5일째쯤 되던 날 지민이 엄마가 나에게 물었다.

"AIT를 하면 운동도 잘하게 되나요? 지민이가 다니는 놀이치료실에 트램펄린이 있는데, 전에는 그 위에 올라가지도 못하던 애가 어제는 그 위에서 껑충껑충 뛰면서 한참을 놀았어요. 그곳 선생님들도 지민이가 어떻게 된 거냐고 하며 깜짝 놀라시고요."

AIT 종료 후의 청각검사에서 지민이가 모든 주파수의 소리를 고르게 듣는 청각을 지니게 되었음이 확인되었다. 약 6개월 후 엄마는 AIT 이후에 지민이에게서 다음과 같은 변화들이 있었음을 알려주었다.

- 눈 맞춤이 좋아짐.

- 운동기능이 향상되어 얼마 전부터는 두발자전거를 타기 시작함.

- 편식이 거의 사라짐.

- 밤잠을 깊이 잠.

- 학습능력이 향상되어 간단한 글 읽기가 가능해짐.

- 목소리가 커지고 발음이 분명해짐.

1차 AIT가 종료된 지 1년 쯤 지난 후 지민이는 다시 한 번 AIT를 받았다. 그때까지 지민이는 정상 청각을 유지하고 있었으나, 두뇌 활성화를 위해 다시 한 번 AIT를 받은 것이다.

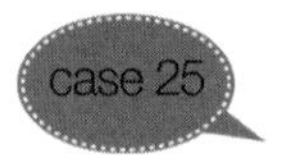

성명: 한주영   성별: 여   연령: 만 7세

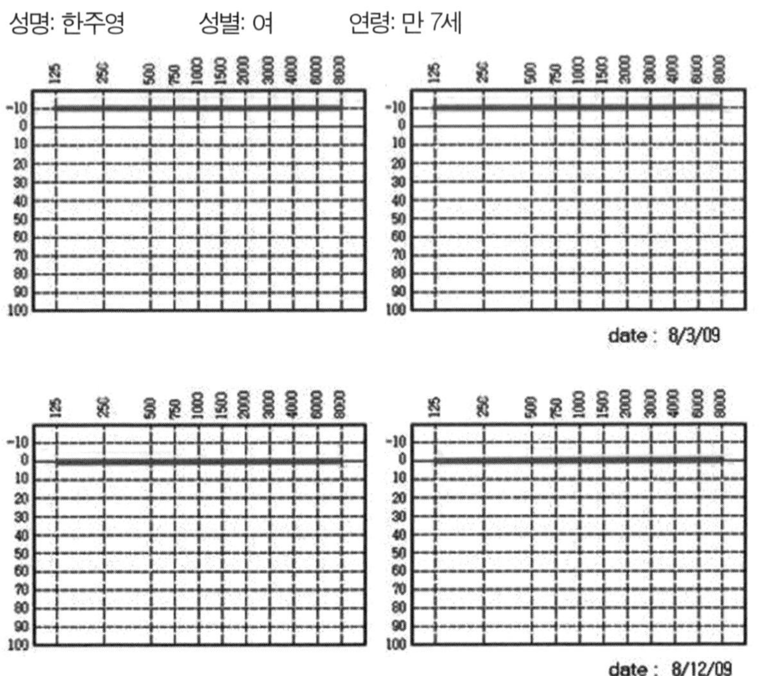

주영이는 다운증후군 어린이였지만 일반 초등학교 1학년에 재학 중이
었으며, 얼핏 봐선 모를 정도로 외관상 표가 거의 나지 않았다. 주영이
는 발음이 흐리기는 했지만, 청각검사에 정확하게 반응했다. 청각검사 결
과, 주영이는 주파수에 관계없이 -10데시벨 크기의 소리를 듣는 극도로
예민한 청각을 지니고 있음이 확인되었다.

AIT로서 주영이는 모든 주파수의 소리들을 0데시벨부터 듣기 시작하
는 완벽한 청각을 지니게 되었다. 0데시벨은 극히 정상적인 청각을 지닌
사람에게 들리기 시작하는 소리의 크기를 의미하므로 이제 주영이는 가

장 이상적인 청각을 지니게 된 것이다.

엄마에 의하면 AIT 이후 주영이는 발음도 전보다 훨씬 정확해졌고 받아쓰기에서도 거의 실수를 하지 않는다고 한다. 사람 목소리를 정확히 듣게 되었으니 당연한 결과일 것이다.

3년 후, 4학년이 된 주영이는 여름방학 기간 중 다시 나를 찾았다. 주영이가 다시 소리에 민감해진 듯하다는 것이 주영이 엄마가 딸을 데리고 나를 다시 방문한 이유였다. 청각검사를 해보니 청각이 다시 AIT 이전의 상태로 돌아가 있었다. 두뇌발달에 도움이 된다는 주위사람들의 권유로 4학년이 되면서 시작한 사물놀이가 원인인 듯했다. 2차 AIT로 주영이는 다시 완벽한 청각을 지니게 되었으며, 엄마는 앞으로 주영이에게 사물놀이를 시키지 않겠다며 돌아갔다.

나는 그동안 다운증후군을 포함한 염색체 이상 어린이들을 많이 만났고, 그들 중에는 청각검사에 성공한 어린이들도 여럿 있었는데, 그들 모두에게서 주영이처럼 과민한 청각이 발견되었다. 과민한 청각이 염색체 이상을 일으켰다고 말할 수는 없겠지만, 그 어린이들이 아주 어릴 때부터 접하게 된 병원 약물들이 청각을 변형시켰을 가능성이 크다.

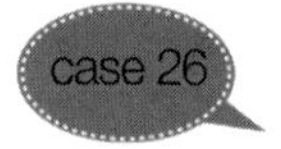

성명: 성주경　　　성별: 남　　　연령: 만 7세

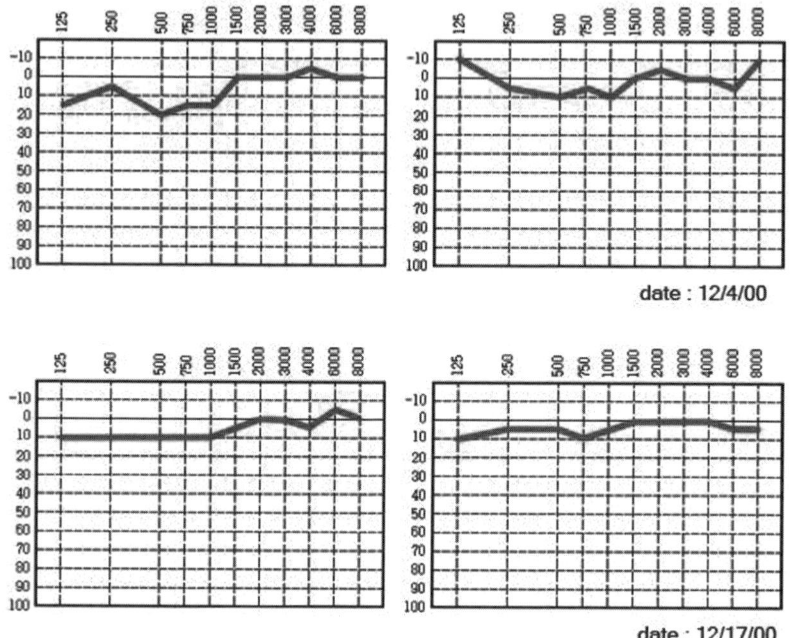

당시 초등학교 1학년이던 주경이는 발음이 부정확하고 글도 읽지 못해서 친구들 사이에서 바보 취급을 받으며 따돌림을 당하고 있었다. 게다가 공격성향이 심해 자주 친구들을 때리는 바람에 엄마가 선생님에게 여러 번 불려 다니기도 했다.

청각검사 결과, 주경이에게서는 여러 종류의 청각상 결함들이 발견되었다. 주경이가 지니고 있던 청각상의 문제점들과 그로 인해 발생하는 성향들을 정리해 보면 다음과 같다.

- 왼쪽 귀(오른쪽 그래프)의 2,000과 8,000헤르츠에의 민감함 → 우울
  증, 감정기복
- 양쪽 귀 모두 500헤르츠에 둔감함 → 공격 성향
- 양쪽 귀 청각이 서로 다름 → 발음 부정확, 받아쓰기 실수, 언어이해
  력 부족

AIT로서 주경이가 지니고 있던 모든 청각상의 결함들은 자취를 감추었다. AIT 마지막 날, 내가 그동안 주경이에게서 별 변화가 없었는가를 묻자 주경이 엄마는 말했다.

"얘가 예전에 못하던 발음들을 하기 시작했어요. 조금 전에 요 바로 앞 신호등이 빨간불이어서 차를 멈추었는데, 주경이가 '지냥 자자.' 하는 거예요. '그냥 가자.'는 소리를 그렇게 한 거지요. 그래서 제가 '다시 말해 봐. 그냥 가자.' 했더니 정확하게 '그냥 가자.' 하고 따라하는 거에요. 전에는 아무리 시켜도 못 했었는데…."

그날 마지막 AIT를 마치고 가면서 "안녕히 제세요."라며 인사하는 주경이에게 내가 "안녕히 계세요, 해야지." 하자 주경이는 똑똑한 발음으로 "안녕히 계세요." 하는 것이었다. 옆에 있던 엄마가 놀란 표정으로 말했다.

"그게 되네!"

다음 해 봄, 나는 2학년이 된 주경이가 읽기, 쓰기, 덧셈 등을 시작했으며 발음도 정확해졌다는 소식을 들을 수 있었다.

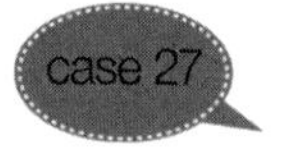

성명: 안민수   성별: 남   나이: 만 6세

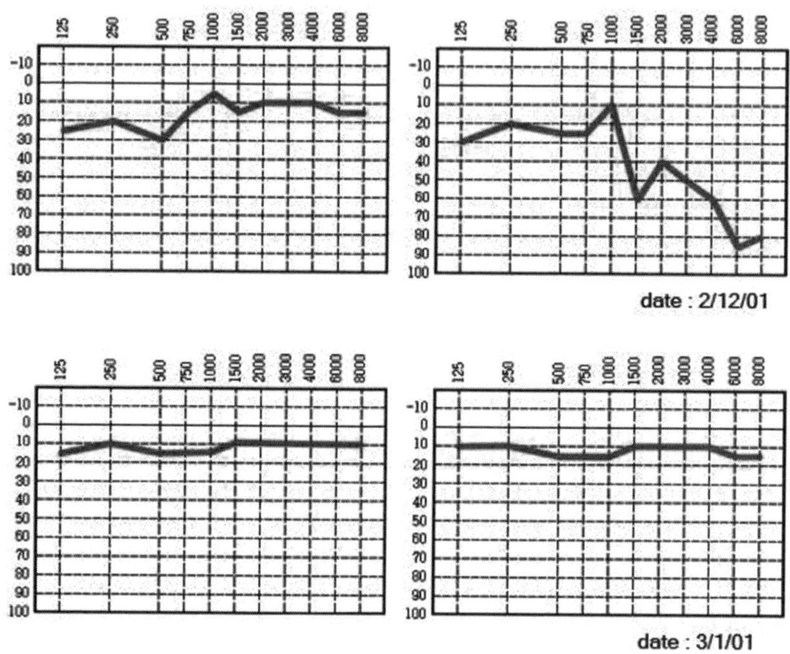

민수는 만 4세가 되어서야 말을 시작했으며 다음 해 봄이면 취학을 해야 할 연령이었으나, 학습능력과 운동기능이 또래들에 비해 현저히 떨어져 부모는 민수를 내년에 학교에 보내는 것이 무리라고 생각하고 있었다.

나는 민수에 관한 아무런 사전지식이 없는 상태에서 민수의 청각을 검사했으나, 민수의 청각검사 그래프는 민수가 왜 나를 찾아야 했는가를 세세히 나타내주고 있었다. 청각검사 결과 드러난 민수의 문제점들은 다음과 같다.

- 발음부정확〈모음(1,000헤르츠)에 비해 자음(125~750헤르츠)을 잘 듣

  지 못하므로〉

- 공격성향(오른쪽 귀의 500헤르츠 청력이 상대적으로 떨어짐)

- 균형감각 부족(왼쪽 귀의 난청)

- 이해력 부족(소리를 정확히 듣지 못하므로, 특히 왼쪽 귀의 청력이 많

  이 떨어지므로 상대방이 자신의 왼쪽에서 말을 하면 거의 알아듣지

  못함)

나의 설명을 들은 민수 엄마는 놀란 표정으로 말했다

"모든 문제의 발단이 청각에 있었군요!"

나는 민수 엄마에게 왼쪽 귀의 난청은 청각 세포의 소멸에 의한 것이

므로 회복될 가능성이 희박하다고 알려주었다. 원래 활동량이 많지 않

고 자주 넘어지던 민수는 AIT 시작 3일째부터는 엘리베이터 대신 계단

을 통해 건물 3층의 내 사무실로 뛰어 들어올 정도로 활기찬 소년으로

변해 있었다.

10일간의 AIT를 마치고 청각검사를 위해 내 맞은편에 앉아있는 민수를

보며 나는 민수의 눈빛이 처음 나를 찾았을 당시보다 훨씬 맑아졌음을 느

낄 수 있었는데, 민수 엄마도 같은 의견이었다. 민수 엄마가 알려주었다.

"전에는 민수의 오른쪽 눈이 가장자리로 약간 쏠리는 경향이 있었는

데, 요즘은 그렇지 않은 것 같아요."

민수의 최종 청각검사 결과는 나의 상상을 초월했다. 민수의 낮은 주

파수들에 대한 청력이 좋아지리라고는 예상했지만, 80~85데시벨부터 듣기 시작하던 왼쪽 귀의 높은 주파수들에 대한 청력이 10~15데시벨까지 올라오리라고는 기대하지 않았다. 그동안 수십 명의 난청 어린이들에게 AIT를 행했지만, AIT로서 청력이 30데시벨 이상 향상된 것은 이번이 처음이었다. 나는 베라르 박사로부터 교육을 받을 당시 그에게 들었던 얘기가 떠올랐다.

"AIT가 난청의 진행을 막아주는 데는 분명한 효과가 있지만, 죽어있는 청각 세포들을 살리기는 어렵습니다. 난청인 청력이 AIT로서 30데시벨 이상 향상될 가능성은 5%, 즉 20명의 한 명 정도이므로 그 당사자나 혹은 그 보호자에게 난청의 치유를 장담하지 마십시오."

민수는 바로 그 20명 중의 한 명이 되는 행운을 얻은 것이다.

그 후 민수는 언어, 학습능력 및 운동기능이 향상되어 그해 6월부터는 오랫동안 다녔던 조기교실을 그만 두고 일반 유치원에 다니기 시작했으며, 다음 해 봄 일반학교에 입학했다.

성명: 김유미　　　성별: 여　　　연령: 만 30세

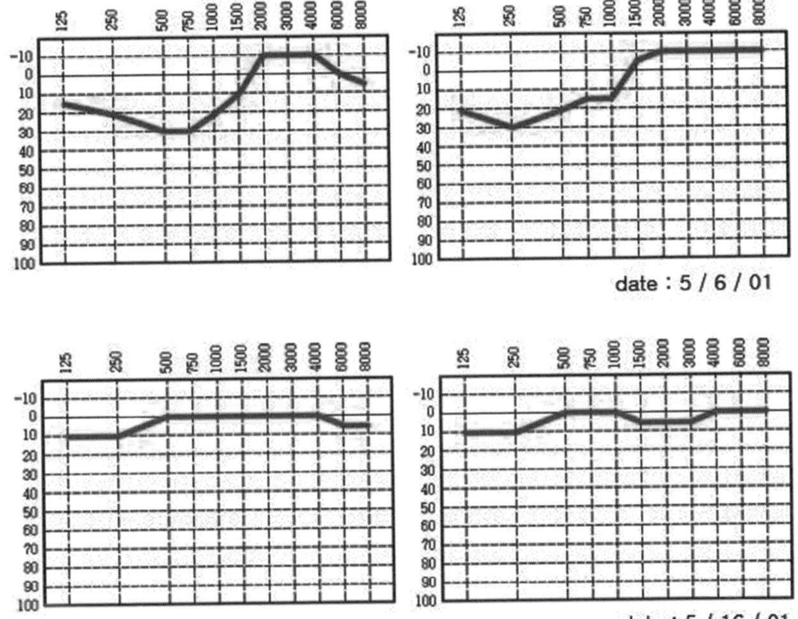

　미혼여성 김유미 씨는 부모와 함께 광주광역시에 살고 있었는데, 우연히 내 홈페이지를 접하게 된 언니의 권유로 언니와 함께 나를 찾았다. 서울의 명문대 출신인 언니는 어릴 때부터 고향에서 동네사람들의 칭찬을 한몸에 받았던 반면, 김유미 씨는 '바보'라는 놀림을 받으며 성장했다. 언어장애와 학습장애가 심했던 김유미 씨는 초등학교 졸업 후 장애학생들이 다니는 학교에서 중·고등학교 과정을 마쳐야 했다.

　김유미 씨는 어눌한 발음으로 열심히 청각검사에 임했다. 나의 예상대로 그녀는 소음에는 매우 민감한 반면, 사람 목소리는 잘 듣지 못하는 청각을 지니고 있었다. 사람 목소리 중에서도 모음은 크게 듣고, 자음은 작게 듣는 청각이기도 했다.

초등학교 시절 김유미 씨는 학교에서 돌아와서 "나는 선생님 목소리가 잘 안 들려!"란 말을 자주 했다고 한다. 그러나 당시 그 집 식구들 중 유일하게 새벽마다 두부장수의 종소리에 잠을 깨는 김유미 씨의 그런 말을 부모가 믿을 리가 없었다(그 동네에는 새벽마다 두부장수가 종을 치면서 다녔다고 한다).

그날 밤 언니로부터 김유미 씨의 청각에 관한 얘기를 전해들은 고향의 부모는 울음을 터뜨렸다고 한다. 귀는 제일 밝은 애가 거짓말 한다며 야단만 쳤던 자신들의 행동이 너무도 후회스러웠기 때문이었다.

다음 날 언니와 함께 다시 나를 찾아 AIT를 시작하겠다는 의사를 밝힌 김유미 씨에게 내가 물었다.

"귀는 고칠 수가 있겠지만, 지금 귀를 고치는 것이 무슨 의미가 있을까요?"

그 나이에 학교에 다시 다닐 것도 아니고 하여 나도 망설여졌기 때문이었다. 김유미 씨가 대답했다.

"제가 곧 결혼을 해요. 약혼자가 있거든요. 앞으로 애들이라도 잘 키우려면 지금이라도 귀를 고쳐야 할 것 같아요."

결국, 김유미 씨는 AIT로서 정상범주의 청각을 지니게 되었다. 그 후 김

유미 씨의 소식을 듣지는 못했지만, 왜곡된 청각으로 오해와 조롱 속에
세월을 보내고 있을 많은 어린이들을 생각하며 이 사례를 소개한다.

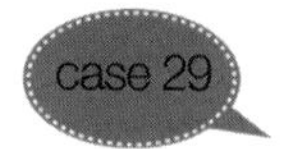

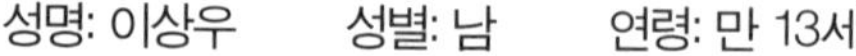

성명: 이상우   성별: 남   연령: 만 13세

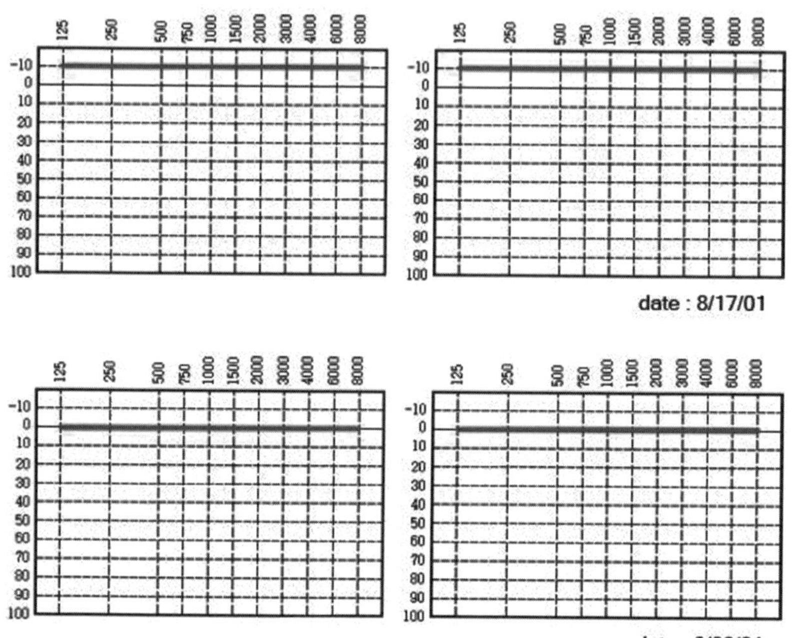

초등학교 6학년 상우는 170센티가 넘는 큰 키에 당당한 체구를 지니고 있었으나, 체구에 어울리지 않게 불안한 표정으로 양쪽 손으로 자기 귀를 막은 채 첫날 내 사무실로 들어왔다.

상우는 기본적인 언어능력은 있는 어린이여서 청각검사에는 아무런 어려움이 없었다. 청각검사 결과, 상우는 양쪽 귀 모두가 전 주파수에 걸쳐 -10데시벨의 소리를 듣는, 극도로 예민한 청각을 지니고 있음이 판명되었다. 내 옆에서 청각검사 전 과정을 지켜본 상우 엄마는 측은한 눈길로 상우를 바라보며 말했다.

"역시 그랬었구나! 그동안 얼마나 힘들었을까?"

상우와 같은 청각을 지닌 어린이는 워낙 많은 소음들이 귀로 쉴 새 없이 유입되다 보니, 막상 사람 목소리는 잘 듣지 못하게 되어 언어발달에 지체가 생기며, 소리의 고통으로 인해 여러 가지 문제 성향들을 나타내게 된다.

상우는 과잉행동으로 인해 만 4세부터 줄곧 정신과에서 조제해준 신경안정제를 복용하고 있었는데, 하루 4번 씩 먹는 그 약을 한 번이라도 거르면 물건을 집어 던지는 등 난폭한 행동을 하여 어쩔 수 없이 계속 약을 먹여야 했다고 한다.

청각검사 직후 곧바로 시작된 AIT에서 다행히 상우는 헤드폰 쓰기를 거부하지 않았다. AIT 7일째 되던 날 상우 엄마가 내게 알려주었다.

"보통 때에는 아무도 보지 않는 상태에서 TV가 켜 있으면 상우가 화를 내며 끄는데, 어제 밤에는 제가 TV를 켠 채로 잠시 신문을 읽고 있자, 옆에 비스듬히 누어있던 상우가 '안 보면 꺼.' 하고 점잖게 말하는 거예요. 그리고 지금 약을 안 먹인 지가 며칠 되었는데 아무 탈 없이 잘 지내고 있어요."

10일간의 AIT가 종료된 직후의 청각검사에서 상우가 모든 소리를 0데시벨부터 듣기 시작하는 완벽한 청각을 양쪽 귀 모두에 지니게 되었음이 확인되었다. 이제 상우는 소음의 고통으로부터 완전히 해방되었을 뿐아니라 들어야 할 소리들을 정확히 들을 수 있는 청각을 지니게 된 것이다.

약 6개월 후 상우 엄마는 상우의 당시 근황을 전화로 내게 알려주었다. "몸에 밴 타성들이 사라지려면 시간이 걸리겠지만 상우가 예전보다 훨씬 편안해진 것 같아요. 그리고 무려 10년 가까이 복용해 오던 정신과 약을 그때 이후로 완전히 끊었어요."

나중에 알게 된 사실인데, 상우가 내 사무실에서 처음 청각검사를 받은 다음 날 엄마는 서울의 한 대학병원 이비인후과 전문의인 상우 삼촌에게 상우의 청각 그래프를 보여주었다고 한다. 그 청각 그래프를 본 상우 삼촌은 "귀 좋은데!" 했다고 한다. 만약에 눈이 매우 밝아 양탄자 위의 진드기들이 보인다면 그 눈이 좋은 눈인가? 동네 소음을 다 듣고 있는 상우의 귀를 이비인후과 전문의가 '좋은 귀'라고 했다는 얘기를 들으며 나는 할 말을 잃었다.

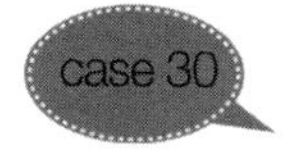

성명: 김병주   성별: 남   연령: 만 12세

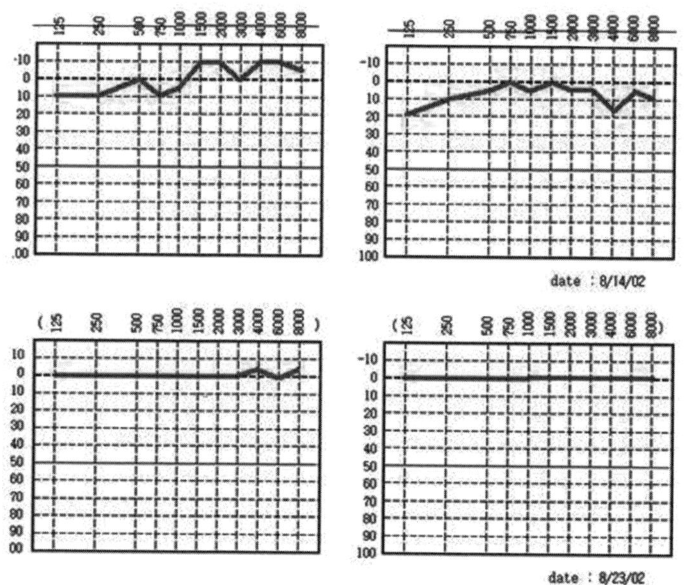

초등학교 6학년 병주의 청각검사를 마친 후 내가 병주의 소리에 민감함, 부정확한 발음, 언어이해력 부족 등에 관해 말하자 엄마는 깜짝 놀랐다. 마치 병주의 뒷조사라도 한 사람처럼 병주의 모든 문제들을 지적했기 때문이었다. 병주는 발음이 약간 어눌했고, 무슨 말을 하면 "뭐라구?" 하고 되묻는 격이 많았다고 한다. 또한, 병주는 학교에 다녀와서 "애들이 너무 시끄러워." 하고 불평을 자주 했다고 한다.

다음 날은 휴일(광복절)이어서 아빠들도 많이 내 사무실을 찾았다. 그중에는 병주 아빠도 있었는데, 그는 나에게 면담을 요청했다. 왜 착실하고 성적도 상위권인 아들에게 이런 치료를 시키느냐고 항의하기 위해서였다. 알고 보니 병주 아빠는 방송국 PD로서 불의를 보면 참지 못하는 사람이었다. 그러나 병주가 청각상 결함으로 인해 받을 수 있는 불이익에 대해 내가 설명하자, 그는 곧 사과하고는 "잘 부탁합니다." 하며 자리를 떴다. 병주의 성적은 반에서 10등 정도로 상위권이었으나, "저렇게 열심히 하면서 그것밖에 못하나?" 하고 부모 모두가 늘 의아해했다고 한다.

AIT로서 병주는 극히 정상적인 청각을 지니게 되었다. 6개월 후 엄마가 내게 전화하여 말했다.

"이젠 아무 문제가 없어요. 아빠도 병주가 많이 좋아졌다고 기뻐하고요."

성명: 박진수   성별: 남   연령: 만 11세

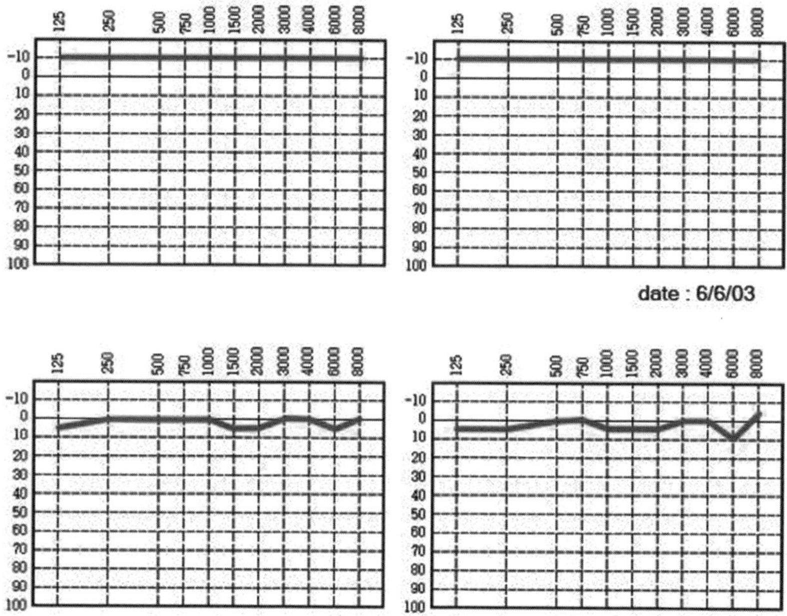

당시 초등학교 5학년이던 진수는 간단한 덧셈, 뺄셈도 못하는 데다 읽기, 쓰기도 전혀 되지 않는 심각한 학습장애 증세를 지니고 있었다.

진수 엄마는 나를 찾기 얼마 전 큰 기대를 가지고 한 유명 대학병원을 찾았다. 그곳 담당의사의 지시로 진수의 뇌 사진을 찍는 데에만 280만 원이 소요되었다. 결과를 알아보기 위해 다시 그 병원을 찾은 진수 엄마에게 담당의사는 자신의 소견을 알려주었다.

"진수는 뇌에는 이상이 없으나 언어지체가 있고 학습장애가 있습니다.

그러나 특별한 해결책은 없습니다.”

진수 엄마는 이미 수년 전부터 익히 알고 있던 그 사실을 다시 한 번 확인하기 위해 300만 원 가까운 비용을 허비한 것이었다.

진수의 발음이 매우 나쁘기는 했으나 간단한 의사소통에는 문제가 없었으므로, 청각검사는 수월하게 이루어졌다. 청각검사 결과, 진수는 모든 주파수의 소리들을 -10데시벨의 크기부터 듣기 시작하는 지극히 예민한 청각을 지니고 있음이 확인되었다.

즉, 진수는 너무도 많은 소리들이 귀로 유입됨으로 인해 막상 들어야 할 소리는 제대로 듣지 못한 채 여태껏 살아온 것이었다. 그동안 진수가 겪었던 언어장애와 학습장애의 원인이 밝혀지는 순간이었다.

청각검사가 끝난 직후 진수 엄마는 놀라운 사실을 내게 밝혔다. 그녀는 이미 7년 전에 당시 만 4세이던 진수를 데리고 나를 찾았다는 것이었다. 그 당시에는 AIT가 널리 알려지지 않은 상태였고, 또한 진수의 청각에 문제가 있을 수 있다는 나의 설명이 납득이 가질 않아 진수에게 AIT를 시키지 않았던 것이었다. 그 당시의 진수는 언어가 전혀 되지 않아 청각검사가 이루어질 수 없는 상황이었다.

AIT 종료 후의 청각검사 결과는 진수가 모든 주파수의 소리를 고르게 듣게 되었음을 보여주고 있다. 그러나 진수가 정상적인 청각을 지니게 되었다는 것만으로 모든 문제들이 해결된 것은 아니다. 소음의 굴레로부터 비로소 해방된 진수는 이제부터 초보적인 수학, 한글 등을 배우는 험

난한 과정을 거쳐야 하기 때문이다.

나는 진수를 바라보며 이런 생각을 해보았다.

'진수가 만약 7년 전에 AIT를 받아 청각을 고쳤더라면 지금 어떤 모습으로 있을 것인가?'

1년쯤 후 진수 아빠가 내게 전화하여 진수 소식을 전했다.

"6학년인 진수가 며칠 전 시험에선 바닥에서 5등을 했어요. 진수 뒤로 4명이나 있는 거죠. 초등학교 6년 동안 꼴등을 면한 적은 이번이 처음입니다."

성명: 오지명　　　성별: 남　　　연령: 만 4세

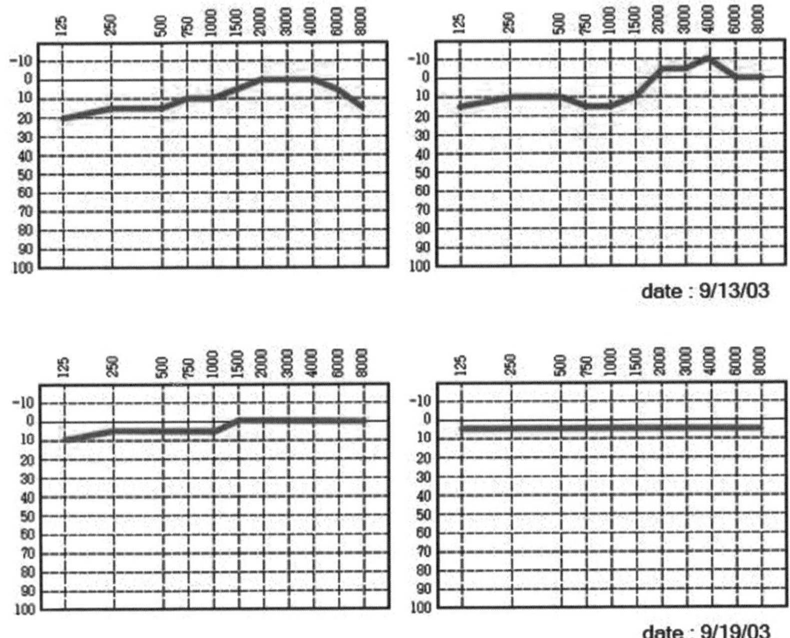

　　지명이는 또래에 비해 말도 늦고 이해력도 현저히 떨어져서 언어치료, 학습치료 등을 받고 있던 어린이였다. 지명이는 자폐성향은 없었으나 워낙 산만하고 남의 말을 귀담아 듣지 않는 어린이여서, AIT 이전에 청각을 확인해 보려던 나의 시도는 실패로 끝나고 말았다.

　　청각검사 없이 AIT가 시작되었으나, AIT 전반부 5일을 마치고 6일째 나를 찾은 지명이 엄마는 요 며칠 사이에 지명이가 놀랍도록 달라졌다며 지명이의 청각검사를 다시 한 번 요청했다.

두 번째의 청각검사에서는 지명이가 처음과는 전혀 다른 자세로 검사에 임했으므로 지명이의 양쪽 모두의 청각을 확인하는 데에는 별 어려움이 없었다. 지명이의 대답은 신속하고 정확했으므로 검사실에서 검사 과정을 지켜보던 엄마도 매우 흐뭇해했다.

이미 5일의 AIT가 끝났음에도, 지명이의 청각은 정상과는 거리가 먼 것이었다. AIT 시작 이전에는 지명이가 이보다도 훨씬 심하게 왜곡된 청각을 지니고 있었음을 추측할 수 있었다.

AIT 직후의 최종 청각검사에서 지명이의 청각이 완벽히 정상화되었음이 확인되었다. 10일의 AIT 기간에 지명이는 이미 너무도 달라져 있었으므로 지명이 엄마는 흡족한 표정으로 내 사무실을 떠났다.

엄마에 따르면 지명이가 그동안 아무리 시켜도 따라 하지 못하던 어려운 발음들을 이제는 수월하게 하며 부르는 소리에도 즉각 반응한다는 것이었다. 지명이가 이제는 밤잠도 잘 자고 짜증도 거의 부리지 않는다고 했다.

AIT 종료 약 2개월 후 지명이 엄마는 내게 놀라운 소식을 전해주었다. AIT 얼마 전의 측정에서 70이었던 지명이의 아이큐가 며칠 전의 재검사에서는 127로 나왔다는 것이었다. 더욱 놀라운 사실은 이 두 번의 아이큐 검사가 같은 대학병원에서 행해졌다는 것이었다.

나는 AIT가 지명이의 아이큐를 불과 몇 달 사이에 두 배 가까이 올렸다고는 생각지 않는다. 지명이의 경우는 청각왜곡이 얼마나 심각하게 어린이의 두뇌 활동에 영향을 미치는가를, 그리고 어린이의 잘못된 청각을 고려하지 않은 상태에서 행해지는 지능검사를 포함한 각종 검사들이 얼마나 허황된 것인가를 입증하는 사례라고 볼 수 있을 것이다.

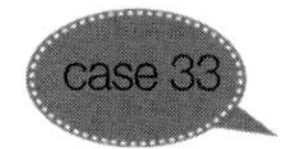

성명: 정민주   성별: 여   연령: 만 5세

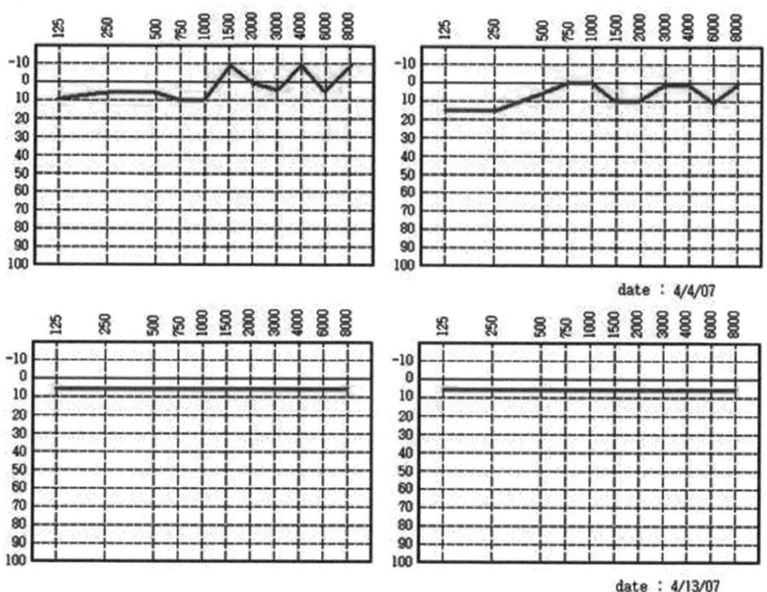

민주는 병원에서 ADHD 진단과 함께 약물처방을 받은 어린이였다. 엄마는 몇 달간 민주에게 병원에서 처방된 약을 먹였으나, 오히려 문제행동만 심해지는 것 같아 그 약에 대해 의심을 품게 되었다. 그래서 민주에게 하루 한 알씩 먹이라고 처방된 그 알약을 4분의 1로 쪼개어 직접 먹어본 후 그날 하루 종일 누워 있어야 했다고 한다. 민주 엄마는 용량의 4분의 1만으로도 성인을 녹초로 만드는 그 약을 딸에게 먹일 수 없어 남은 약 모두를 쓰레기통에 버렸다고 한다.

민주는 약물치료를 중단한 지 3개월 후 나를 만나게 되었다. 민주가 너무 산만하여 청각검사에 반응할까 나는 걱정했지만, 어렵지 않게 검사를 마칠 수 있었다. 민주는 예상대로 고주파수에 매우 민감한 청각을 지니고 있었다. 소음으로 인한 스트레스가 산만함과 과잉행동의 원인이었음을 짐작할 수 있었다.

AIT 이후의 청각 그래프는 민주가 이제 완벽한 청각을 지니게 되었음을 보여주고 있다. 러시아워의 사거리 한복판에서 조용한 방으로 옮겨진 것과 같은 변화가 이제 민주에게 임한 것이다.

몇 개월 후 민주 엄마가 내게 전화했다.

"민주가 이젠 잠도 잘 자고 짜증도 거의 안 부려요. 그런데 어휘력이 좋아진 것도 AIT 때문인가요?"

소음에 민감한 어린이들은 상대방 말을 정확히 듣지 못한다. 말이 길어지면 주로 첫 마디와 끝 마디만 듣게 되는데, 자기에게 들리는 만큼만 표현할 수 있으므로 짧은 문장밖에는 표현하지 못하는 것이다. 이제는 민주가 상대방의 말을 정확히 듣게 되었으니 언어표현에도 변화가 생기는 것은 당연한 결과이다.

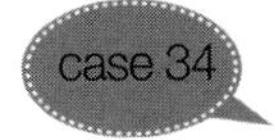

성명: 채수호   성별: 남   연령: 만 10세

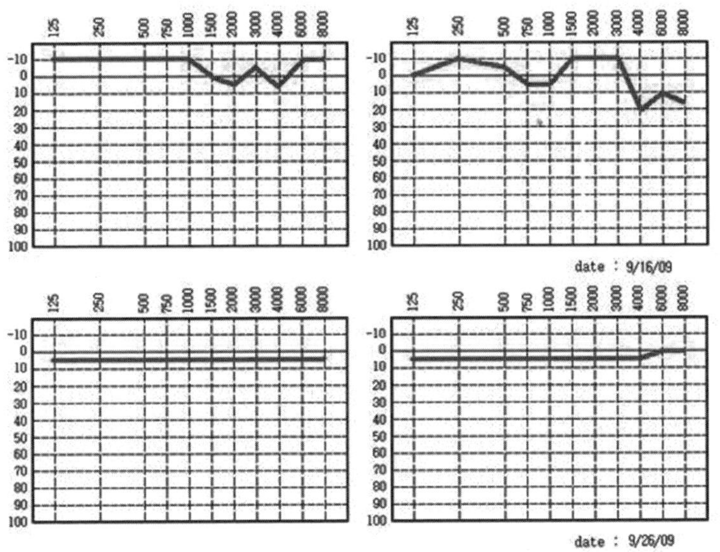

　수호는 일반 초등학교 4학년에 재학 중이기는 했으나, 학교는 수호에게 그저 온종일 시간을 보내고 돌아오는 장소에 지나지 않았다. 초등학교 1학년 때 ADHD 약의 복용을 시작하면서부터 구토, 수면장애 등에 시달렸으나, 무기력해져서 더 이상 과잉행동은 하지 않았다. 수호가 4학년이라는 말을 듣고 나는 깜짝 놀랐다. 1학년인 줄 알았기 때문이었다. 정신과 약 복용과 함께 성장이 멈추었다고 한다. 수많은 부작용들에도 불구하고 그 약을 먹이지 않으면 수업시간에 가만히 앉아있지를 못해 어쩔 수 없이 약을 먹인다고 했다.

　수호는 의외로 청각검사에 신속하고 정확하게 반응했다. 나는 청각검사에 임하는 수호를 보며 '수호가 결코 지능이나 성격에 문제가 있는 어린이는 아니다.'라는 확신을 가지게 되었다. 수호는 과민한 청각으로 인해 소음의 홍수 속에 살고 있었던 것이다. 상대방의 말을 정확히 듣지 못하여 반응이 느렸던 것이지 지능이 낮거나 성격에 문제가 있어서 그런 것이 아니었다. 청각검사에서 평소와 전혀 다른 태도를 보였던 것은 청각검사실은 외부소음이 차단되어 있어 조용했기 때문이었다. 엄마와 집에서 일 대 일로 학습하면 잘하다가도 여럿이 있는 곳으로 가면 멍해지는 것도 소음 때문이었던 것이다.

청각검사 과정을 옆에서 지켜본 엄마는 수호를 붙들고 울음을 터뜨리며 말했다.

"수호야, 미안해. 네 귀가 잘못된 것도 모르고 너를 그렇게 고생시켜서…."

수호 엄마는 그동안 아들의 치료를 위해 전국의 모든 유명 대학병원을 모두 다녔다. 지금까지 수호가 받아본 검사와 치료의 종류도 셀 수 없이 많다. 그러나 이제 비로소 문제의 원인을 찾은 것이다.

수호는 오전 수업만 받고 조퇴하여 AIT를 받았다. AIT 기간 내내 빨리 베라르 연구소에 가자고 아침부터 졸랐다고 한다. 그동안 받아왔던 각종 치료들 중 이렇게 즐거운 치료는 처음이었을 것이다.

10일 후 수호는 완벽한 청각을 지니게 되었다. 1년 후 수호엄마로부터 들은 소식이다.

"좀 더 일찍 귀를 고쳤더라면 좋았을 텐데. 수호가 많이 좋아지기는 했는데 다른 학생들도 계속 발전하니 따라잡기가 어렵네요. 5학년이 되면서 약을 끊었는데도 수업시간에 잘 앉아 있어요. 그런데 가장 큰 변화는 밤잠을 잘 잔다는 거예요."

여러 해 동안 밤잠을 제대로 자 본 적이 없던 수호가 밤잠을 깊이 잔다는 것은 큰 의미가 있다. 밤잠을 설쳐서 다음 날 온종일 정신이 흐릿하고 몸도 무거웠던 것을 경험한 사람은 그 느낌을 알 것이다. 수호는 지난 수년간을 그런 상태에서 살아왔던 것이다.

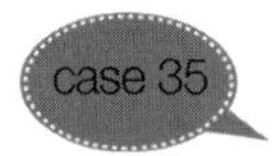

성명: 정남기　　　성별: 남　　　연령: 만 13세

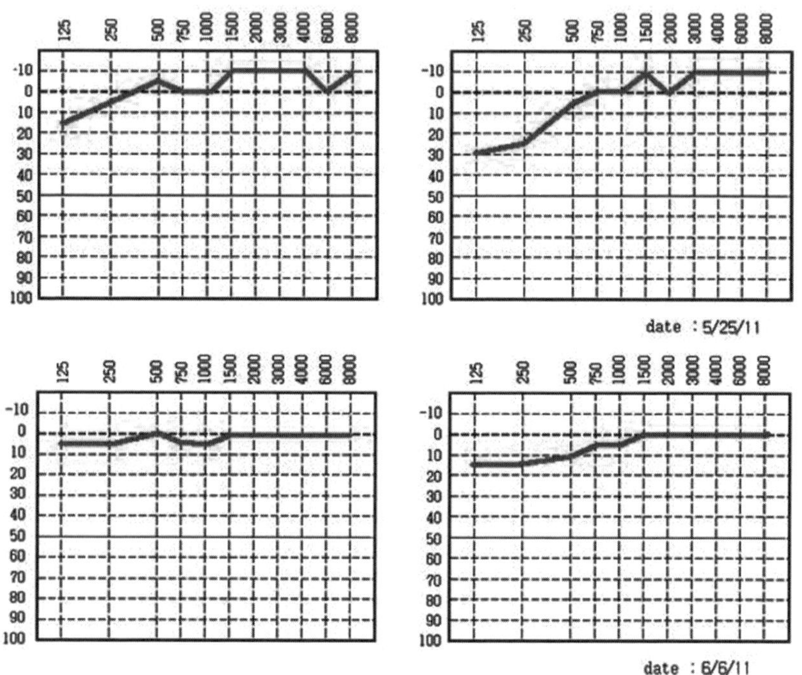

남기는 대안학교 중학교 1학년 과정 중이었으며 3년 전 한 대학병원에서 지적장애 3급 판정을 받은 적이 있었다.

AIT 이전, 남기의 청각 그래프는 양쪽 모두가 심하게 왜곡되어 있음을 보여주고 있다. 소음(2,000~8,000헤르츠)에 비해 사람 목소리(125~1,500헤르츠)는 잘 들리지 않고, 자음(125~750헤르츠)보다는 모음(1,000~1,500헤르츠)을 월등히 크게 듣는 청각으로서, 이런 청각을 지니고 있으면 언어와 학습에 큰 문제가 생길 수밖에 없다.

AIT 이후 남기는 양쪽 귀 불균형이 약간 남아있기는 했지만 정상범주의 청각을 지니게 되었다. AIT 종료를 하루 앞둔 그날은 밤늦게까지 남기와 엄마가 대화를 나눴다는데, 둘이서 그렇게 대화다운 대화를 나눈 것은 그날이 처음이었다고 한다. 특히, 그날 밤 남기는 엄마에게 "이제는 귀가 뻥 뚫린 것 같아요. 앞으로는 잘할 수 있을 것 같아요." 하며 엄마를 감동시켰다고 한다.

그러나 약 1년 후 나와 통화를 하게 된 남기 엄마의 목소리는 그리 밝지 못했다. 알고 보니 AIT 종료 몇 개월 후 상태가 많이 호전된 남기를 일반 중학교로 전학시켰는데, 그곳에서 시험을 볼 때마다 성적이 반에서 바닥이라고 한다. 초등학교 6년을 대안학교에서 보내며 정식 학습을 해 본 적이 없는 남기가 일반 중학생들과 겨루다 보니 어쩌면 당연한 결과인지도 모르겠다.

남기의 소식을 접하며 나도 마음이 답답했다. 만약 남기가 초등학교 입학 전에 나를 만났더라면 청각검사가 불가능했을지도 모른다. 그 당시 남기의 언어수준으로는 청각검사에 정확히 반응하기가 쉽지 않았을 것이기 때문이다. 그러나 '그 나이에 AIT를 받아 정상 청각을 가지게 되었다면 그 오랜 세월을 혼란 속에서 보내지 않아도 되었을 텐데.' 하는 아쉬움이 남는다.

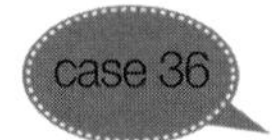

성명: 문지후   성별: 남   연령: 만 6세

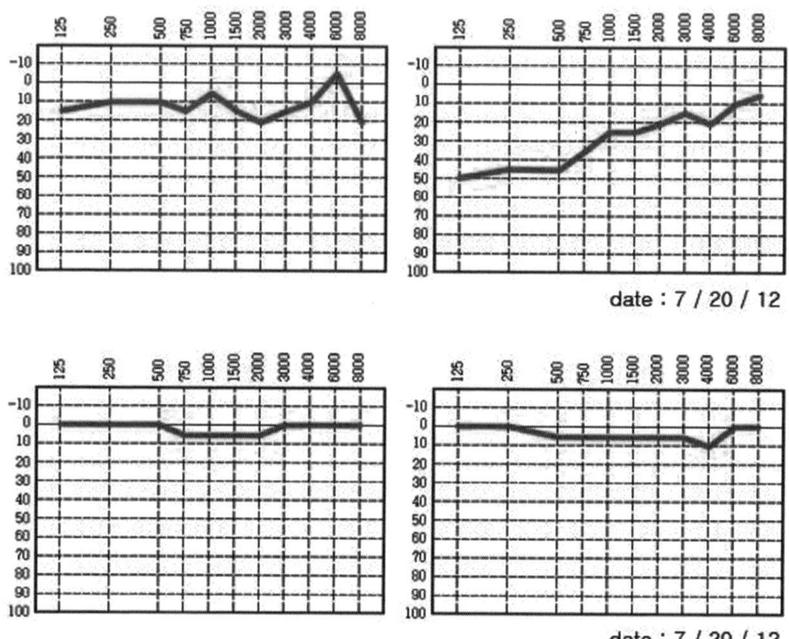

초등학교 1학년 지후는 왼쪽 귀 청력이 오른쪽에 비해 많이 떨어지는 어린이였다. 오른쪽 귀에는 별 이상이 없었으므로 오른쪽 귀로는 소리를 잘 듣지만, 상대방이 왼쪽에서 말을 하면 잘 알아들을 수 없었던 것이다. 지후의 그런 청각적 특성을 알지 못했던 선생님들이나 부모는 지후를 종잡을 수 없는 아이로 판단하고 있었다. 어느 날은 수업태도가 좋고, 어느 날은 전혀 딴 판이었기 때문이었다. 청각검사에 입회한 엄마는 지난 수년간의 궁금증이 드디어 풀렸다며, 이 사실을 알게 된 자체를 큰 수확으로 여겼다.

  지후의 왼쪽 귀 청력이 너무도 떨어져 있어 나도 결과를 장담할 수 없었다. 그러나 AIT 이후 지후 청각의 변화는 나의 상상을 초월했다. 40데시벨 밑에 있던 왼쪽 귀 저음의 청력이 0데시벨까지 올라왔을 뿐아니라 왼쪽과 오른쪽 귀의 균형도 딱 맞게 된 것이다. 앞으로 지후는 '종잡을 수 없는 아이'라는 평가는 받지 않을 것이다. 이제부터는 받아쓰기에서 어제는 100점 맞고, 오늘은 30점 맞는 일도 없을 것이다.

2. 자폐성향

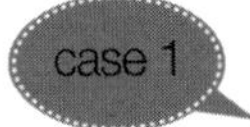

성명: 문세진　　　성별: 남　　　연령: 만 5세(1994년 당시)

세진이는 내가 초창기 때(1994년 9월) 집에서 무료 AIT를 행할 때 만난 어린이였다. 세진이는 여러 대학 병원들로부터 자폐라는 진단을 받은 적이 있지만, 그 전까지 내가 만났던 10여명의 자폐성향 어린이들과는 첫인상부터가 달랐다. 긴장된 표정으로 나를 대하던 다른 어린이들과는 달리 세진이의 표정은 첫날부터 매우 밝았다. 그리고 자폐성향 어린이들이 대체로 처음 하루나 이틀 간은 AIT 헤드폰 쓰기를 격렬하게 거부하는 데 반해, 세진이는 헤드폰에 대한 거부감도 전혀 없었다.

또 한 가지 특이한 것은 세진이는 만화영화를 아주 좋아한다는 사실이었다. 그 당시 우리 집 거실에는 VCR이 있었고 만화영화 비디오테이프도 여럿 준비되어 있었는데, 다른 자폐성향 어린이들은 신기하게도 만화영화에 전혀 관심을 보이지 않았다. 그러나 세진이는 만화영화 비디오테이프를 보자마자 그것을 VCR에 집어넣고 능숙한 솜씨로 작동시키더니, 소리 내어 웃으며 너무도 재미있게 보는 것이었다.

세진이는 상대방의 말을 제법 잘 알아들었지만, 자신은 말을 마치 러시아어와 같이 하여 다른 사람들은(부모들조차도) 세진이의 말을 거의 알아들을 수 없었다. 내가 베라르 박사에게 배운 바에 의하면 세진이는 자음과 모음이 뒤바뀌어 들리는(예: book → oobk) 어린이였다(「2단원 1-2. 중중조음장애」 참고).

청각검사 없이 AIT가 시작되었다. 당시 나는 직장을 나가야 했으므로 내 대신 AIT 장치를 작동시키는 일을 맡고 있던 내 아내가 세진이의 AIT가 7일째 되던 날 오전 내 사무실로 전화했다.

"세진이가 말을 해요!"

그날 아침 우리 집에서 세진이 엄마가 거실의 비디오테이프들을 가리키며 그 제목들을 읽어주자 세진이가 '신데렐라', '피노키오' 하며 정확한 발음으로 따라하는 것을 보고, 내 아내가 놀라서 내게 전화를 한 것이었다. AIT 기간 중에 눈에 띄는 변화를 보인 어린이는 세진이가 처음이었기에 나도 놀랐다.

세진이 엄마에 따르면 세진이가 전날 저녁부터 갑자기 '전화기', '에어콘'

등의 발음을 정확히 하기 시작했다고 한다. 세진이 부모와 한 집에 살고 있던 그의 할아버지와 할머니는 세진이의 말이 트이기 시작하는 것을 보시곤 "그렇게 좋은 걸 왜 열흘만 해주냐? 좀 더 해 달라고 네가 가서 졸라봐라." 하고 며느리에게 말했다고 한다.

세진이는 AIT를 마치고 돌아간 후 나와 연락이 끊겼다. 그러나 약 1년 후 나는 세진이와 언어치료를 함께 받은 적이 있다는 한 어린이의 어머니를 통해 세진이 소식을 들을 수 있었다. 세진이가 아주 많이 좋아져서 1995년 3월부터는 일반유치원에 다니기 시작했다고 한다.

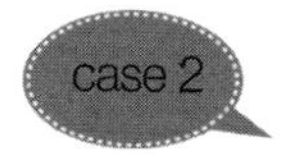

성명: 이규정   성별: 남   연령: 만 9세(1999년 당시)

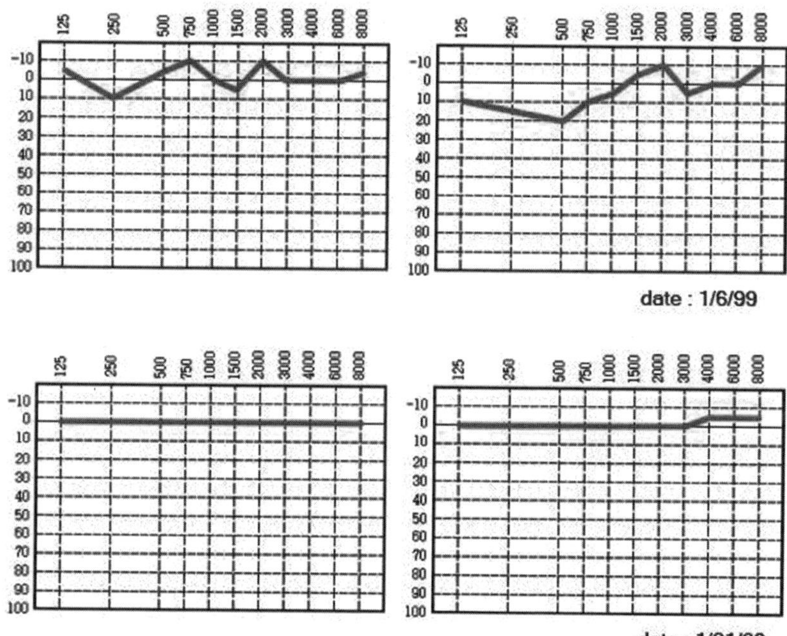

규정이는 자폐성향을 지닌 어린이였으나 일반 초등학교 3학년에 재학 중이었으며, 워낙 암기력이 뛰어나 자기 학교 모든 선생님들의 이름을 외울 뿐아니라 그 선생님들이 각각 몇 학년 몇 반을 담임하고 있는지도 정확히 알고 있었다.

규정이가 검사 도중 간혹 엉뚱한 질문들(내 나이를 묻는 등의)을 하기는 했지만, 규정이의 청각을 확인하는 데에는 10분도 채 걸리지 않았다. 예상했던 대로 규정이는 자폐성향 어린이들의 전형적인 청각(2,000과 8,000

헤르츠에 민감한 청각)을, 그것도 양쪽 귀 모두에 지니고 있었다.

AIT 종료와 함께 규정이는 완벽한 청각을 지니게 되었다. 그로부터 5개월 후 규정이에게 나타난 변화들은 대략 다음과 같다.

- 밤잠을 깊이 잠

- 명랑해짐

- 예전엔 전화 벨 소리에 귀를 막았는데, 이제는 전화를 직접 받음

- 며칠 전 생전 처음으로 (친구에게) 전화를 함

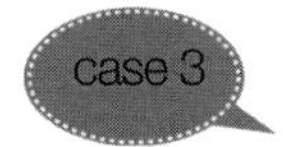

성명: 장규원   성별: 남   연령: 만 4세(1998년 당시)

규원이는 여러 기관으로부터 유사자폐, 발달장애 등의 진단을 받은 적이 있었다. 내 홈페이지를 본 규원이 엄마는 아들의 과민한 청각을 고쳐 보려고 1998년 2월에 경남 마산으로부터 나를 찾았다.

규원이는 언어가 전혀 안 되는 상태였으므로 청각검사 없이 바로 AIT로 들어갔다. 처음 약 5분간 심하게 저항을 하긴 했으나, 곧 긴장을 푼 규원이는 남은 25분 동안 매우 편안한 자세로 AIT에 임했다.

둘째 날의 AIT를 위해 내 사무실에 온 규원이 엄마는 내게 이렇게 물었다.

"AIT를 하루 받고도 변하는 아이가 있나요?"

그런 경우가 간혹 있다고 대답하자 규원이 엄마는 지난밤에 있었던 일을 알려 주었다.

"규원이는 원래 전화벨만 울리면 귀를 막고 구석에 숨던 애인데, 어젯밤에는 전화벨이 울리자 자기가 전화를 받더니 막 떠드는 거예요. 제가 지금 서울의 친척집에 머물고 있는데, 우리 친척들이 그 모습을 보고 깜짝 놀랐어요. 그리고 그 전화가 마침 규원이 아빠에게서 온 것이었는데, 규원이 아빠가 '지금 그 애가 정말로 내 아들 맞느냐?'고 제게 묻는 거예요."

AIT 5일째쯤부터 규원이는 내 사무실에서 역시 AIT를 위해 와 있는 형들과 사귀어 놀기 시작했는데, 규원이가 형들과 노는 모습을 보며 규원이 엄마가 내게 말해주었다.

"규원이 아빠는 규원이의 저런 모습을 상상할 수 없을 거에요."

규원이는 어느 누구와도 놀지 않던 어린이였기 때문이었다. 또 한 가지, 10일간의 AIT 기간 중 규원이에게서 나타난 중대한 변화는 밤잠을 잘 잔다는 것이었다. 집에서도 원래 밤잠을 깊이 자지 못했지만, 특히 집을 떠나면 완전히 잠을 설치기 때문에 엄마 역시 10일간 밤을 샐 각오를 하고 서울에 왔다고 한다. 그런데 처음 AIT를 받는 날부터 끝나는 날까지 밤 10시 이전에 자기 시작해서 아침 8시에 흔들어야 깨어난다는 것이었다.

AIT를 마친 규원이는 10일 전과는 전혀 다른 어린이가 되어 집으로 돌아갔다. 그해 10월 2차 AIT를 받은 규원이는 그다음 해 봄부터 모든 특수교육을 중단하고 일반 유치원에 다니기 시작했다.

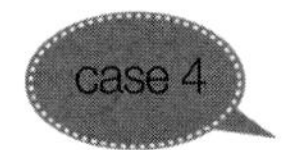

성명: 박진규　　　성별: 남　　　연령: 만 5세(1998년 당시)

역시 마산에 살고 있던 진규 엄마는 규원이(case 3)의 놀라운 발전에 관한 얘기를 우연히 접하게 되었다. 규원이 엄마와 직접 아는 사이는 아니었지만, 다른 부모를 통해 규원이에 관한 소문을 듣게 된 진규 엄마는 규원이 엄마와의 전화통화로 그 소문의 진위를 확인한 즉시 나에게 전화하여 AIT를 예약했다.

규원이의 AIT 이전 증세가 자기 아들과 너무 흡사하다고 느낀 진규 엄마의 AIT에 거는 기대는 너무도 컸다. 내가 AIT의 효과가 누구에게서나 그렇게 빨리 나타나는 것은 아님을 여러 차례에 걸쳐 말해주었지만 진규 엄마는 너무도 확신에 차 있었다(진규 역시 청각검사는 되지 않는 어린이였다).

그러나 막상 10일간의 AIT 기간 동안 진규에게선 아무런 변화도 나타나지 않았다. 마지막 날의 AIT를 끝내며 "곧 좋아지겠죠." 하며 떠나는 진규 엄마의 목소리에는 너무도 힘이 없었다. 규원이 같은 변화를 기대했던 나 역시도 허탈한 기분이었다.

그로부터 정확히 3일 후인 어느 월요일 아침 진규 엄마의 갑작스런 전화를 받은 나는 긴장했다. 그녀의 첫 마디가 "어쩌면 이럴 수가 있어요?" 였기 때문이었다. 그러나 이어진 그녀의 말에 나는 크게 안도의 한숨을

쉴 수 있었다. 그때의 내용을 이곳에 그대로 옮겨 보도록 한다.

"어제 우리 집에 손님들이 왔다가 돌아가는데 제가 늘 그랬듯이 진규에게 '안녕히 가세요, 해야지.' 하고 말했어요. 당연히 아무 반응도 나오지 않을 줄 알고 그랬던 것인데, 어제는 글쎄 진규가 정말로 '안녕히 가세요.' 하는 거예요. 깜짝 놀란 제가 '뭐라구?' 그랬더니 다시 한 번 크고 분명한 목소리로 '안녕히 가세요.' 하고 말했어요. 손님들을 똑바로 쳐다보면서요. 애는 원래 누가 무슨 말을 해도 들은 척하지 않을 뿐 아니라 눈을 맞추지도 않던 앤데…"

약 3개월 후 이명(귀에서 기차 소리, 귀뚜라미 소리 등이 들리는 증세) 때문에 나를 찾은 한 중년여성을 통해 진규의 소식을 들을 수 있었다. 그녀는 진규 엄마의 이모였다.

"진규 아빠가 요즘은 아들과 말하는 재미로 퇴근 즉시 만사 제쳐놓고 집으로 돌아와요. 엄마, 아빠가 시키는 말을 진규가 다 따라서 하니까 너무 재미있어 해요. 그 집에 요즘 웃음꽃이 활짝 피었어요."

말을 전혀 못하던 상태였던 진규는 AIT 이후 약 3개월간 반향어(상대방의 말을 그대로 따라서 하는 언어)를 했으며, 그 후부터 간단한 대화를 하기 시작했다. 진규는 그다음 해 2월과 8월에 각각 2차와 3차 AIT를 받았다. 3차 AIT 후에도 진규는 가끔 허공을 응시하는 등 예전의 버릇들이 약간 남아있으며, 언어가 유창한 상태는 아니지만 엄마는 진규를 다음 해 봄 일반학교에 진학시킬 예정이라고 했다.

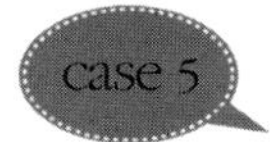

성명: 이준식   성별: 남   연령: 만 8세(1995년 당시)

당시 일반 초등학교 2학년이었던 준식이는 여러 기관들로부터 자폐 진단을 받은 어린이였다. 준식이는 꼭 필요한 말은 할 줄 알았으나, 상대방의 말을 전혀 귀담아 듣지 않음으로써 대화는 전혀 불가능한 상태였다. 청각검사를 시도해 보았으나 준식이가 대답을 정확히 해주지 않아 결국 엄마의 동의하에 청각검사 없이 AIT를 시작하기로 했다.

AIT 6일째 되던 날 첫 회 AIT를 마치고 대기실로 나오던 준식이는 자기 엄마를 향해 억양이 없는 말투로 "엄마, 지하철 타자."를 여러 번 반복했다. 그러자 준식이 엄마는 어리둥절해하며 말했다.

"그것 참 묘하네. 얘는 지하철을 무서워해서 지하철 역 근처에만 가도 귀를 틀어막았는데 자기가 지하철을 타자고 하다니…"

준식이 엄마는 집(인천)에서부터 내 사무실(당시 서울 신당동에 위치)에 다니면서 가장 편리한 교통수단인 전철을 준식이 때문에 타질 못하고, 시외버스로 신촌까지 온 다음 택시를 타고 내 사무실에 오곤 했다. 그러나 그날 집에 돌아갈 때부터 나머지 4일 동안은 전철로 다닐 수 있었다.

AIT가 종료되기 바로 전날 나로부터 AIT에 관한 보충 설명을 듣던 준식이 엄마는 내가 청각과 알레르기와의 관계를 얘기하자 깜짝 놀라며 말했다.

"그러고 보니 정말로 신기하네요. 우리 준식이가 원래 찬바람만 쐬면 제가 못 알아 볼 정도로 얼굴이 퉁퉁 붓곤 했는데, 요즘 여기 다니느라고 찬바람을 그렇게 쐬면서도 얼굴이 변하질 않네요."

그때는 1월이었다.

AIT가 끝난 지 5개월가량 지난 후 나는 준식이 엄마로부터 다음과 같은 소식을 들을 수 있었다.

"예전에 준식이는 동네 지하상가에 가면 귀를 막고 다녔는데 요즘은 전혀 그렇지 않아요. 전철도 잘 타구요. 그리고 준식이가 저번 학기까지는 학교에서 쉬는 시간에 이유 없이 교무실에 가서 앉아 있던 적이 많았는데, 이번 학기 들어와서는 한 번도 교무실을 찾지 않아 다른 선생님들은 준식이가 전학 간 줄 아셨대요."

준식이가 교무실을 자주 찾았던 것은 교무실이 학교 내에서 유일하게 조용한 곳이었기 때문이었다. 특히, 쉬는 시간 동안에 친구들이 내는 엄청난 소음은 준식이에게는 참기 힘든 고통이었을 것이다.

그로부터 약 1년 후 나는 준식이 엄마와 다시 한 번 통화할 기회가 있었다.

"준식이가 많이 좋아지기는 했는데 요즘 와서 엘리베이터 탈 때 다시 귀를 막아요. 귀 막는 행동이 완전히 사라졌다고 생각했었는데…. 다시 한 번 AIT를 받아야겠어요."

내가 물었다.

“그런데 준식이 알레르기 증세는 어떤가요?”

그러자 잠시 머뭇거리던 준식이 엄마는 이렇게 말했다.

“알레르기는 요즘 통 신경을 쓰지 않고 있었는데, 지금 곰곰이 생각을 해 보니 완전히 사라졌네요.”

수년간 준식이를 괴롭혔던 알레르기 증세가 이제는 잊고 살아도 될 만큼 깨끗이 사라진 것이었다. 준식이는 4학년 여름 방학 동안 다시 한 번 AIT를 받았다(그 당시에도 청각검사는 이루어지지 않았다).

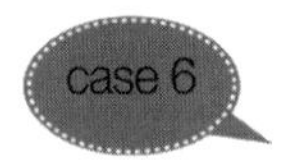

성명: 임찬호   성별: 남   연령: 만 3세(1998년 당시)

안양의 한 장애아동 전문기관에 다니고 있던 찬호는 대화가 전혀 되지 않는 어린이여서 청각검사 없이 곧바로 AIT로 들어갔다.

언어 이외에도 찬호 엄마가 크게 걱정하던 부분은 찬호의 눈동자 움직임이었다. 찬호는 간혹 이유 없이 눈을 흘기곤 했는데, 한 번 눈을 흘기면 검은 눈동자가 거의 보이지 않을 정도였다.

찬호는 조그마한 체구에 비해 팔 힘이 어찌나 센지 첫날 30분 내내 찬호가 AIT 헤드폰을 벗지 못하도록 찬호의 손을 잡고 있던 내가 기진맥진할 지경이었다. 그러나 찬호는 AIT 둘째 날부터는 스스로 헤드폰을 쓰는 등 전혀 저항 없이 AIT를 받았다.

특히, 3일째부터는 매우 흥거워하며 AIT 헤드폰을 쓴 채 소리 높여 노래를 부르기도 했다. 찬호는 애국가와 찬송가들을 주로 불렀는데, 음정이 정확한데 반해 가사는 완전히 엉망이었다. '동해물과 백두산이'를 '오에우아 에우아이'로 발음하는 것을 들으며, 나는 찬호가 자음을 거의 듣지 못하는 청각을 지니고 있을 것이란 추측을 할 수 있었다.

찬호의 또 한 가지 특징은 팔 힘이 그렇게 세면서도 소근육이 제대로 발달하질 않아 문고리도 못 돌리며, 바닥에 펜이 떨어져도 집지를 못한다는 것이었다. 그런데 문고리를 못 돌려서 AIT 음악을 다 들은 후에도 내가 문을 열어줄 때까지 가만히 기다리던 찬호가 4일째부터는 스스로 문을 열고 엄마가 있는 대기실로 나가는 것이었다. AIT가 끝나갈 무렵, 찬호 엄마는 지금껏 내지 않던 많은 새로운 소리들을 거의 쉬지 않고 내는 찬호를 보며 근심하기도 했지만, 이런 현상이 새롭게 들리는 자음들에 적응하기 위한 일종의 옹알이 과정이라는 내 설명을 듣고는 마음을 놓았다.

찬호의 AIT가 끝난 지 3개월이 지난 후 찬호 엄마는 나와의 전화통화에서 다음의 소식을 전해주었다.

"찬호 발음이 전과는 비교할 수 없을 정도로 정확해졌어요. 눈도 이제는 거의 흘기지 않아요."

요즘도 문고리를 잘 돌리는지를 묻는 나의 질문에 찬호 엄마는 이렇게 대답했다.

"요즘은 제 화장품 뚜껑을 열어서 거울이나 벽에 바르고 다녀서 너무 힘이 들어요. 예전에는 볼펜도 못 집던 애가 이제는 바닥에 바늘이 떨어져도 정확히 주워요."

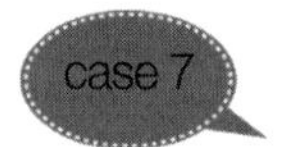

성명: 유하문   성별: 남   연령: 만 9세(1998년 당시)

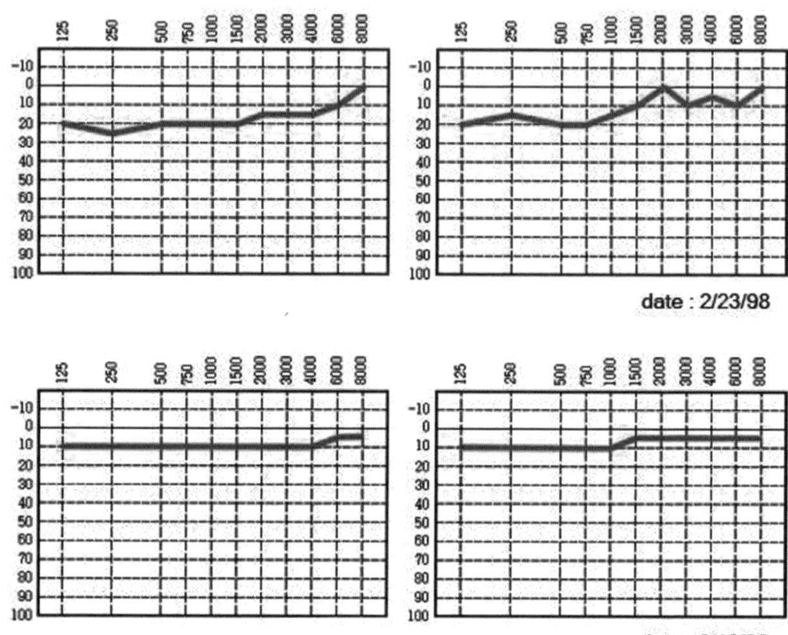

　일반 초등학교 4학년 재학 중이던 하문이는 자폐성향이 있기는 했으나, 대화에는 별 지장이 없는 어린이여서 수월하게 청각검사가 이루어졌다. '들려요', '안 들려요'를 '안 들리지 않아요', '안 들려요'로 대답하기는 했으나 하문이의 대답은 정확하고 신속했다.

　하문이의 왼쪽 귀 청각(2,000헤르츠와 8,000헤르츠에 상대적으로 민감한 청각)은 모든 자폐성향 어린이들에게서 예외 없이 나타나는 청각이다. 자폐성향 어린이들의 90 퍼센트는 청각검사에 응하지 못하지만, 검사에 성공하는 그 10 퍼센트의 어린이들 모두에게서는 이러한 유형의 청각이 발견된다. 이로 미루어, 검사가 이루어지지 않는 그 90 퍼센트의 어린이들도 같은 유형의 청각을 지녔을 것으로 짐작할 수 있다. 심한 우울증의 원인이 되기도 하는 이 특별한 유형의 청각이 자폐성향과 무슨 연관이 있지 않을까 생각해보게 된다.

검사 며칠 후부터 AIT가 시작되었다. 하문이는 내 사무실에서 같은 시기에 AIT를 받던 10여 명 어린이들의 이름을 누가 가르쳐주지 않았는데도 다 외워서 사람들을 놀라게 했다. 당시 학습장애로 AIT를 받던 한 4학년 여자 어린이는 하문이가 자기 이름을 부르자 "어? 내 이름을 어떻게 알았지?" 하며 신기해했다.

AIT 6일째 되던 날 엄마가 전해준 말이다. "어젯밤 10시쯤 하문이가 '아이 졸려, 나 먼저 자야겠어요.' 하고는 자기 방에 가서 잤어요. 밤 12시 이전에는 절대로 안 자던 아이인데."

최종 청각검사에서 하문이의 청각이 정상화되었음이 확인되었다. 잠을 일찍 자고, 발음이 정확해졌으며, 표현이 다양해지는 등의 변화가 AIT 기간 중 이미 있었다고 한다.

6개월 후 2차 AIT를 위해 다시 나를 찾은 하문이는 정상 청각을 그대로 유지하고 있었다. 청각이 정상인 어린이에게 AIT를 해본 경험이 없던 나는 베라르 박사에게 조언을 구했다. 그의 대답은 다음과 같았다.

"자폐성향이 사라질 때까지 6개월마다 AIT를 받는 것이 좋습니다. 단

AIT 이후에도 아무런 변화가 느껴지지 않는다면 다음 번 AIT도 도움이 되지 않을 것입니다."

하문이 엄마는 1차 AIT의 효과를 인정하고 있었으므로 청각검사 결과와 관계없이 아들에게 2차 AIT를 시키기로 했다. 하문이는 다음 해 봄에도 다시 한 번 AIT를 받았는데 그때에도 역시 청각은 정상이었다.

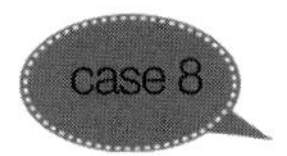

성명: 허문규   성별: 남   연령: 만 5세(1998년 당시)

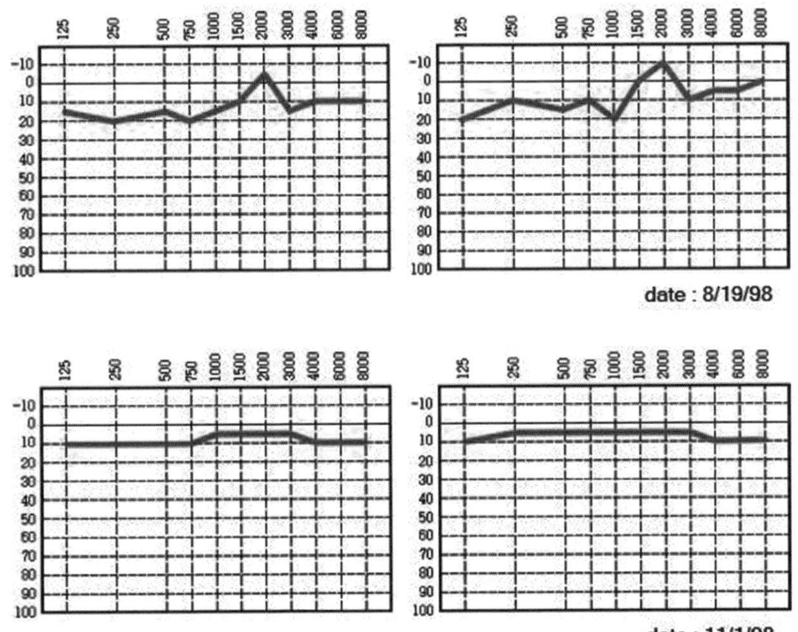

소리에 매우 민감하여 고통스런 나날을 보내던 문규는 한 대학병원 소아정신과에서 자폐 진단을 받은 적이 있는 어린이였으나, 의외로 청각검사에는 정확하게 반응했다.

검사 결과 양쪽 귀 모두에서 2,000헤르츠의 소리를 지나치게 크게 듣는 청각이 발견되었으며, 특히 왼쪽 귀에서는 자폐성향 어린이들의 전형적인 청각(2,000헤르츠와 8,000헤르츠에 민감한 청각)이 드러났다.

10일간의 AIT 기간에 이미 문규에게는 발음이 분명해지고 표정이 밝아지는 등의 많은 긍정적인 변화들이 있었다. AIT 종료 약 2개월 후에 실시된 청각검사에서(AIT 종료 직후의 청각검사는 문규가 거부함으로써 실패로 돌아갔다) 문규의 청각이 확실히 교정되었음이 확인되었다. AIT 이후 몇 개월 간 엄마를 향한 공격적인 행동이 간간이 있기는 했으나, 문규가 보인 전체적인 발전은 주변 사람들 모두를 놀라게 했다.

AIT 기간 중에 이미 나타나기 시작한 언어 및 행동상에서의 발전은 그 후에도 지속적으로 이어져 문규는 다음 해 봄 7세의 나이(문규는 1월생)로 일반 초등학교에 입학할 수 있었다. 문규가 초등학교 1학년에 재학 중이던 1999년 6월경에 내가 문규 엄마를 통해 확인한 바에 의하면, 문규는 학교생활을 즐거워하며 담임선생님으로부터도 '매우 창의적인 어린이'라는 칭찬을 받고 있다고 한다.

과거에 문규에게 내려졌던 자폐라는 진단이 올바른 것이었는지에 대한 논란이 있을 수는 있겠지만, 문규가 정상아동이 된 것은 분명한 사실이다.

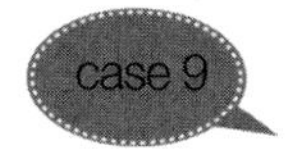

성명: 박태운   성별: 남   연령: 만 4세(2000년 당시)

태운이는 AIT를 받을 당시 언어가 전혀 안 되는 상태였으며, 소리에 매우 민감하여 괴로운 나날을 보내고 있었다. 그의 엄마에 따르면 태운이는 설거지 때의 접시 부딪히는 소리와 아빠의 전기면도기 소리조차도 괴로워했으므로 집안 식구들 역시 긴장 속에 살아야 했다고 한다.

청각검사 없이 곧바로 시작된 AIT에 태운이는 의외로 거부감 없이 순순히 응했다. 태운이는 AIT 기간에 이미 자기를 부르는 소리에 대한 반응이 빨라져서 부모를 기쁘게 했다. 또한, 태운이는 AIT가 끝나기 하루 전 이발을 했는데, 태운이가 그렇게 점잖게 앉아서 이발을 한 것은 그날이 태어나서 처음이었다고 한다.

그러나 AIT 종료 후 약 3개월간은 태운이 엄마에게 있어서 참으로 시련의 세월이었다. AIT 종료 후 한 달 간 태운이는 예전보다 더욱 자주 귀를 틀어막았으며, 그 후 한 달 동안은 귀 막는 것은 현저히 줄어들었지만 누가 불러도 전혀 돌아보지 않았는데, 그 정도가 AIT 이전보다 오히려 더 심했다고 한다. AIT가 끝난 지 두 달 정도가 지나고 나서 조금 나아지는가 했더니, 이번에는 조기교실을 가지 않겠다고 버티는 바람에 한 달 내내 집에서만 보내야 했다고 한다.

그러나 AIT 종료 3개월 시점부터 태운이는 놀라운 발전을 보이기 시작했다. 아빠가 전기면도기로 면도하는 모습을 옆에서 지켜볼 수 있게 되었으며, 밤잠도 잘 자고 짜증도 현격히 줄어들었다. 언어발달도 빠른 속도로 이루어져 AIT 종료 5개월 후부터는 간단한 문장을 말할 정도까지 되었다.

처음 AIT를 받은 시점에서 6개월이 경과한 후 2차 AIT를 위해 나를 찾은 태운이는 처음과는 완전히 다른 어린이가 되어 있었다. 나를 보더니 점잖게 인사를 하는가 하면 AIT 장치를 보더니 "나 이거 알아." 하며 반가워하기도 했다. 내 사무실에서 우는 어린이를 보자 "시끄러워!" 했으며, 아이스크림을 먹고 있는 어린이에게 "그거 돈 주고 산 거야?" 하고 묻기도 했다. 태운이의 말하는 모습을 보며 내가 의아해하자 엄마는 기쁜 표정으로 이렇게 말했다.

"처음 AIT를 받은 지 3개월 후부터 말을 조금씩 하기 시작하더니 요 근래에는 완전히 말문이 터진 것 같아요."

- 그러나 두 번째 AIT 당시에도 여전히 태운이의 청각검사는 이루어지지 않았다.

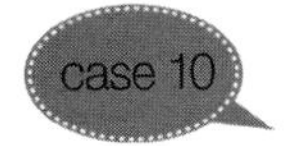

성명: 이준희   성별: 남   연령: 만 3세(1998년 당시)

준희는 엄청나게 활동량이 많은 어린이였으며, 만 3세가 지났음에도 '엄마, 아빠'조차 못할 정도로 언어가 전혀 안 되는 어린이였다. AIT가 시작되기 전 내가 엄마와 잠시 상담을 하는 사이에 준희는 번개 같은 동작으로 내 사무실을 쑥밭으로 만들어 놓았다.

AIT가 시작되자 준희는 맹렬히 울며 헤드폰 쓰기를 거부했으나, 약 10분 후부터는 울기만 할 뿐 헤드폰을 벗으려 하지는 않았다. 준희가 헤드폰을 쓴 채 앉아있지 못하리라고 생각했던 준희의 부모들은 30분간의 AIT를 마치고 대기실로 나오는 준희를 신기하게 바라보았다. 그러나 대부분의 어린이들이 첫날만 울 뿐 다음 날부터는 즐겁게 AIT에 임하는 반면, 준희는 3일간을 계속 울어서 부모를 불안하게 했다.

그 당시에는 서울 외곽순환고속도로가 완공되기 전이어서 일산에 살던 준희 부모는 올림픽도로를 거쳐 경부고속도로를 통하여 분당의 내 사무실로 다녔다. 그런데 처음 며칠 간은 올림픽도로에서 경부고속도로로 진입하는 순간부터 준희는 울기 시작했다고 한다. 내 사무실 가는 것을 눈치 챘기 때문이었다.

그러던 준희가 4일째부터는 명랑하고 활달한 예전의 모습으로 돌아갔다. 하지만 AIT 5일째 되던 날부터는 오히려 예전보다도 더욱 산만한 행동을 보여 부모를 근심시켰다. AIT 6일째 되던 날 준희 아빠가 내게 말했다.

"이것이 일시적 현상이라면 다행이지만, 만약 애가 앞으로도 계속 이런다면 저는 못 살 것 같습니다."

준희 아빠에 따르면 준희가 이전보다도 더욱 활동량이 많아졌으며, 이제는 아무에게나 주먹까지 휘두른다는 것이었다. 나는 우선 준희 아빠를 안심시켰다.

"AIT 기간 중 아이들이 더욱 산만해지거나 공격적인 행동을 하는 것은 흔히 있는 일입니다. 이런 행동들은 보통 3일 정도 계속되다가 가라앉으니 하루, 이틀만 참으세요."

AIT 8일째 되던 날, 아빠와 함께 내 사무실로 들어온 준희는 전날과는 전혀 다른 모습이었다. 마치 어디가 많이 아픈 아이처럼 조용히 들어오더니 꼼짝도 않고 앉아서 30분간 음악을 듣는 것이었다. 전처럼 옆의 어린이를 건드리지도 않았으며, 자신의 유일한 언어인 '뛰, 뛰' 소리도 내지 않았다. 아빠가 내가 알려주었다.

"소장님 말씀처럼 애가 오늘 아침부터 마치 다른 아이가 된 것 같아요. 오늘 아침에 일어나면서부터 갑자기 이렇게 얌전해졌으니 참 신기한 노릇이네요. 애의 이런 모습은 저도 처음 봅니다."

준희는 처음에 비해 매우 차분해진 모습으로 마지막 3일간의 AIT를 마친 후 돌아갔다.

그 후 나는 준희를 아는 다른 부모들에게 준희가 많이 좋아졌다는 소식을 종종 듣기는 했으나, 직접 준희 부모를 통해 확인하지는 못했다. 그러나 AIT가 끝난 지 1년 정도 지난 후 준희네가 우리 집 근처로 이사를 오는 바람에 준희와 그의 부모를 다시 볼 기회가 있었다. 준희와 함께 외출하던 중 나와 우연히 마주친 준희 엄마가 내게 말했다.

"우리 준희가 이제는 말을 해요. 준희야, '선생님, 안녕하세요?' 해야지."

준희도 나를 기억하는지 반가운 표정으로 "안녕하세요?" 하는 것이었다.

그 외에도 내가 묻는 몇 마디 말에 적절히 대답하는 것으로 보아 언어가 많이 발전했음을 알 수 있었다. 아직 발음이 약간 어눌하기는 했으나, 불과 1년 전에 '뛰, 뛰' 소리밖에는 못하던 어린이라는 것이 믿기지 않을 정도였다.

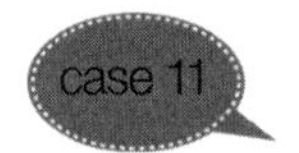

성명: 강지민　　　성별: 여　　　연령: 만 8세(1997년 당시)

　대전의 한 일반 초등학교 1학년이던 지민이는 겨울방학 기간(1997년 12월)을 이용하여 AIT를 받게 되었다. 지민이는 예쁜 용모를 지녔으나 언어는 꼭 필요한 말 몇 마디밖에는 못하는 정도였으며, 소리에 매우 민감한 어린이였다.

　청각검사 없이 시작된 AIT에서 지민이는 별다른 저항을 보이지 않았으며, 10일간의 일정 동안 특별한 행동변화도 보이지 않았다. AIT 마지막 날 지민이 엄마는 지민이가 예전에 비해 훨씬 명랑해진 듯하다고 내게 알려 주었다.

　그로부터 약 1년이 지난 1998년 12월, 2차 AIT를 위해 다시 나를 찾은 지민이는 1년 전과는 비교할 수 없을 정도로 발전된 모습이었다. 의젓한 자세로 나에게 인사를 하는가 하면, 내가 묻는 몇 가지 질문들에도 정확한 발음으로 차분하게 대답해 주었다. "지민이가 몰라보게 변했네요." 하고 내가 놀라움을 표하자 지민이 엄마는 이렇게 말했다.

　"저는 지민이가 AIT 때문에 좋아졌다는 것을 분명히 믿어요. 왜냐하면, 저는 1년 전에 지민이가 이곳에서 AIT를 받은 후에 어떠한 특수 교육도 시키지 않았거든요. 겨울 동안 그냥 집에 데리고 있다가 새 학기가 시작되어 학교에 보냈는데 의외로 지민이가 학교생활에 잘 적응을 하는 거예요. 1학년 때에는 상상도 못했는데 2학년이 되고 나서는 친구들을 사귀기 시작했어요. 그리고 친구들과 어울리기 시작하더니 그 애들이 쓰는 속어를 배워서 자기도 사용을 하는 거예요. 예전에 언어치료를 받을 때에는 외워서 하듯이 말이 부자연스러웠는데 친구들과 놀면서부터는 말을 이렇게 자연스럽게 하네요. 저는 AIT 이후에 지민이의 언어치료를 중단한 것이 오히려 지민이의 언어발달에 도움이 되었다고 생각해요."

청각검사 후 지민이의 2차 AIT가 시작되었다. 청각검사에서 별 특별한 문제점이 발견되지는 않았지만, 2차 AIT는 청각교정보다는 뇌를 다시 한 번 자극하는 데 더 큰 의미가 있으므로 검사결과에 관계없이 다시 한 번의 AIT가 실시된 것이다.

2차 AIT가 끝난 지 1년가량이 지난 후 나는 지민이 엄마로부터 지민이에 관한 소식을 듣게 되었다.

"지민이가 두 번째 AIT 이후에도 언어나 행동 면에서 많은 발전을 보였어요. 그런데 처음 AIT 때에도 그랬듯이 두 번째 AIT를 받은 후에도 3개월 정도가 지난 후부터 변화를 보이기 시작하더군요."

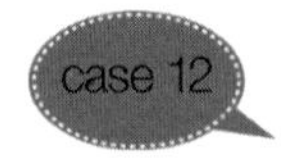

성명: 윤주성   성별: 남   연령: 만 3세(1997년 당시)

주성이는 언어가 전혀 안 되고 친구들에게 관심도 없는 어린이였다. 주성이는 세 번째 생일이 지난 바로 다음 날 나를 만나게 되었다. 엄마는 주성이가 AIT 최소연령인 만 3세가 될 때까지 기다렸던 것이었다. 그때는 1997년 2월이었다.

예민하여 모자도 안 쓴다던 주성이가 의외로 AIT 헤드폰에는 별 거부감을 보이지 않았다. AIT 9일째 되던 날 오후 두 번째 AIT를 위해 내 사무실에 도착한 주성이는 말끔히 이발을 한 상태였다. 그렇게 가만히 앉아서 이발을 한 것은 이번이 처음이라고 했다.

예전에는 미장원 근처에만 가도 귀를 막고 울던 주성이가 그날은 미장원 의자에 앉을 때까지 아무런 저항도 하지 않았다고 한다. 주성이는 미장원 의자 위에서 잠시 주변을 돌아본 후 울음을 터뜨렸지만, 막대사탕을 주자 곧 그쳤다고 한다.

과거의 주성이는 과민한 청각으로 인해 헤어드라이어 소리, 이발기계 소리 등이 무서웠을 것이다. 그러나 이제는 청각이 바로잡혀 그 소리가 더 이상 무섭지 않게 된 것이다. 미장원에서 잠시 울었던 것은 그곳이 미장원임을 깨닫는 순간 과거의 기억이 떠올랐기 때문이었을 것이다.

그해 가을 2차 AIT를 위해 나를 다시 찾은 주성이 엄마의 첫 마디는

"우리 주성이가 많이 똘똘해졌어요."였다. 주성이에게서 예전의 불안해하던 모습을 볼 수 없었다. 말도 곧잘 하는 듯했다.

2000년 2월에 다시 나를 찾은 주성이는 거의 정상 어린이였다. 청각 검사도 수월하게 이루어졌다. 주성이의 청각상에는 특별한 문제가 없었으나 주성이 엄마는 다음 달에 일반초등학교에 입학할 주성이에게 다시 한 번 AIT를 시키기 원했다. 3차 AIT는 자폐성향 완화보다는 학습능력 향상이 주목적이었다.

작년(2012년)에 한 엄마가 고등학생 아들의 우울증 증세 때문에 나를 찾았다. 알고 보니 주성이 이모였는데 나는 그녀를 통해 주성이 소식을 들을 수 있었다. 주성이 가족은 오래전에 미국에 이민을 가서 필라델피아에 살고 있다고 했다. 그해 6월, 그 지역 일반 고등학교를 졸업한 주성이는 전체수석이어서 졸업식 때 교장 선생님 상을 받았다고 한다.

그런데 그런 주성이에게 아직도 약간의 자폐성향이 남아있다고 한다. 나는 그 얘기를 들으며 마음이 착잡해졌다. 자폐성향이란 것이 얼마나 끈질긴 것인가를 다시 한 번 느끼게 되었기 때문이다.

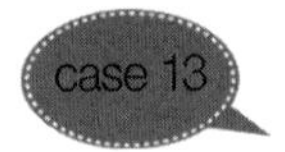

성명: 천병수   성별: 남   연령: 만 5세(1997년 당시)

병수는 간단한 지시를 이해하기는 하나, 발음이 매우 부정확해서 엄마조차도 병수의 말을 전혀 알아들을 수 없었다. 경남 J시에서 나를 찾은 병수 엄마는 10일간 내 사무실 근처 여관에서 머물며 고생스럽게 AIT를 마쳤다.

병수는 집에서도 밤잠을 깊이 못 자는 어린이여서 잠자리가 바뀐 이곳에서는 더욱 잠을 못 잘 것으로 생각한 병수 엄마는 10일간 밤을 새울 각오를 하고 왔으나, 막상 병수는 AIT 첫날부터 마지막 날까지 단 한 번도 밤에 깨질 않았다고 한다. 또한, 병수는 AIT가 끝나기 이전부터 이미 못 하던 발음들을 하기 시작함으로써 병수 엄마는 큰 기대를 하고 집으로 돌아갈 수 있었다.

병수 엄마는 병수가 AIT 이후에 보인 언어 및 행동 면에서의 발전에 큰 만족을 나타냈다. 주변의 엄마들에게 적극적으로 AIT를 권하는 바람에 AIT를 반대하는 그 지역의 특수교육 선생님들과 마찰을 빚기도 했다. AIT가 종료된 지 3개월쯤 되는 시점에서 나에게 전화한 병수 엄마는 말했다.

"병수가 계속 밤잠을 잘 자고 있어요. 발음도 몰라보게 좋아졌고요. 제가 자꾸 엄마들에게 AIT 때문에 병수가 이렇게 좋아졌다고 하니까 오랫

동안 병수를 가르쳐 왔던 이곳 선생님들은 불쾌하게 생각해요. 병수가 좋아진 건 자기들이 그동안 열심히 가르쳐서 그렇게 된 것이지 AIT 때문이 아니라고 아직도 우기고 있어요. 그런데 저는 병수의 언어발달보다도 병수가 밤잠을 곤히 자게 된 것이 더욱 기뻐요. 그 선생님들은 이런 애를 키워보지 않았으니 밤잠 못 자는 아이를 둔 엄마의 고통은 이해할 리가 없지요."

병수는 다음 해 가을, 다시 한 번 AIT를 받았다. 병수 엄마는 2차 AIT 이후에도 병수에게서 많은 발전이 있었다고 내게 알려 주었다.

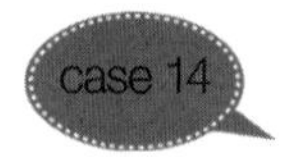

성명: 문병두   성별: 남   연령: 만 8세(1997년 당시)

병두 부모는 서울 사람들이었으나 아들 때문에 대전으로 이사하여 살고 있었다. 대전의 초등학교들에서는 자폐 아동들을 일반 아동들과 통합하여 교육한다는 것이 그 이유였다. 1997년 당시 초등학교 2학년이던 병두는 대화 능력이 떨어지기는 하지만 뛰어난 암기력으로 모든 교과서들을 다 외우고 있었으므로, 학습 면에서는 다른 어린이들에게 뒤질 것이 없었다.

병두는 과민한 청각을 지니고 있음에도, 시끄러운 교실에서도 인내심을 발휘하여 잘 참으며 지내고 있었다. 그러나 비 오는 날만은 예외였다. 병두는 비가 심하게 오는 날이면 수업시간에도 괴성을 지르며 남의 책상 위를 뛰어다녔으며, 복도에서 귀를 막은 채 바닥에 뒹굴기도 했다. 빗소리가 너무도 괴로웠기 때문이었을 것이다. 병두를 특수학교로 전학시키라는 그 학교 교장 선생님과 그럴 수 없다는 병두 엄마 사이에 여러 번에 걸쳐 마찰도 있었다고 한다.

병두는 그해 여름방학 기간을 이용하여 나를 찾았으며, AIT 초기에 한 번 토한 것을 제외하곤 아무 탈 없이 10일간의 일정을 마치게 되었다. AIT를 마친 후 처음 맞는 학기인 2학기에 병두에게는 많은 변화들이 있었다. 그 변화들을 열거하면 대략 다음과 같다.

- 비 오는 날도 차분히 자리에 앉아있음.

- 예전에는 알림장에 처음 몇 단어 외에는 적지 못했으나 이제는 끝까지 다 적어 옴.

- 동생에게 TV 채널을 양보함.

- 발음이 정확해짐.

- 11월부터 반 친구들을 집으로 데리고 옴.

병두는 그 후에도 두 번 더 AIT를 받았다. 특히, 병두의 3차 AIT 때(1999년 여름)에는 병두의 남동생(발음 부정확)과 엄마(음치)도 함께 AIT를 받았는데, 그들에게서도 좋은 결과가 있었다(3차 AIT 때에는 병두의 청각검사가 이루어졌다).

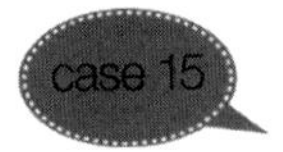

성명: 박성우　　　성별: 남　　　연령: 만 8세(1998년 당시)

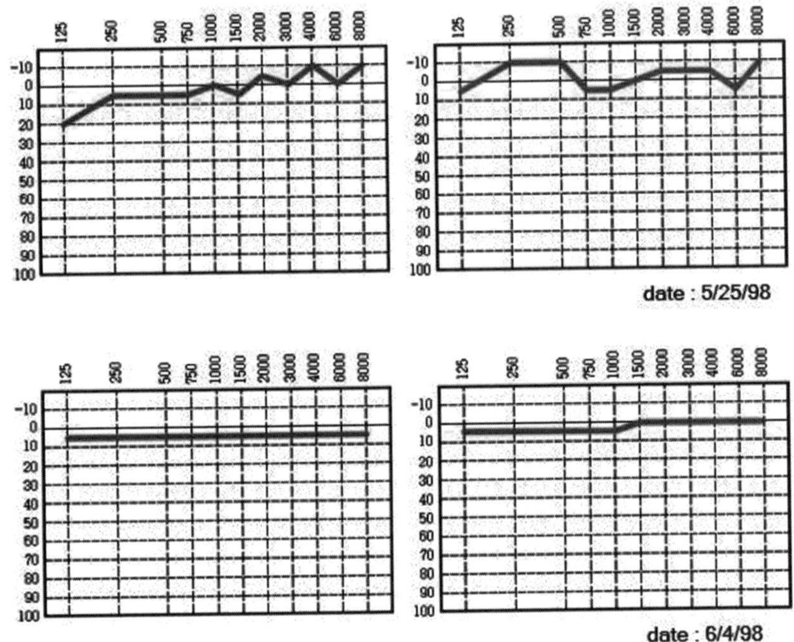

성우는 어렸을 때에는 자폐성향이 심했으나, 성장하면서 상태가 많이 좋아져서 일반 초등학교 생활에 그런대로 잘 적응하고 있었다. 성우는 만 4세부터 비로소 말을 하기 시작했으나 나를 만날 당시(초등학교 2학년)에는 나 역시 성우가 일반 아동으로 느껴질 정도였다.

그러나 청각검사에서는 성우의 양쪽 귀 모두가 언어지체 및 행동장애의 원인이 될 만큼 심하게 왜곡되어 있음이 확인되었다. 한 가지 특이한 점은 성우 역시 자폐성향 어린이들의 전형적인 청각(2,000과 8,000헤르츠에 민감한 청각)을 지니고 있기는 했으나, 왼쪽 귀가 아닌 오른쪽 귀에 지니고 있다는 것이었다. 대부분의 자폐성향 어린이들은 왼쪽 귀에 (혹은 양쪽 귀 모두에) 그러한 유형의 청각을 지니고 있다.

성우 엄마는 성우가 그동안의 다양한 치료와 교육(모래놀이 치료, 언어치료 등) 덕분에 이만큼 발전했다고 믿고 있었으나, 내 생각은 달랐다. 성우는 일반 자폐성향 어린이들과는 달리 문제의 청각을 오른쪽 귀에 지니고 있음으로써 그 성향 자체가 경미했던 것이다.

사실, 성우 같은 청각을 지닌 어린이는 선생님에게 배우기보다는 자기 스스로 학습을 해 나가는 경향이 있다. 선생님의 도움 없이도 학습이 가능한 이유는 성우 같은 어린이들이 자신의 뛰어난 암기능력을 이용하여 교과서, 참고서 등을 외워버리기 때문이다. 그러나 스스로 공부하는 데에는 한계가 있어 고학년이 되면 결국 학습장애를 겪게 되는 것이다.

성우 엄마는 성우의 학습능력 향상과 성우에게 아직 약간 남아있는 자폐성향 해결에 도움이 될까 하여 성우에게 AIT를 시키기로 했다. AIT는 아무 탈 없이 끝났으며, 마지막 날의 청각검사에서는 성우가 지니고 있던 청각상의 모든 문제들이 말끔히 사라졌음을 확인할 수 있었다.

AIT 9일째 되던 날, 성우가 아빠의 연구실로 전화를 걸었는데 성우가 직접 누구에겐가 전화를 건 것은 그날이 처음이었다고 한다. AIT 종료 이후에도 성우는 수시로 아빠 사무실로 전화하여 그날 학교에서 있었던 일 등을 얘기해주곤 했다고 한다. 몇 개월 후 성우 엄마와의 전화통

화에서 나는 성우가 더욱 밝아졌으며 말할 때의 억양이 매우 자연스러
워졌다는 소식을 들을 수 있었다. 책 읽기며 받아쓰기 능력도 향상되었
다고 한다.

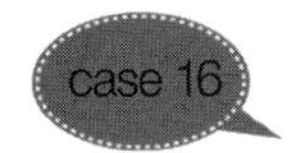

성명: 윤정호   성별: 남   연령: 만 5세(1997년 당시)

1997년 4월에 나를 만나게 된 정호는 취약 X 염색체 증후군(Fragile X Syndrome)에 자폐성향도 함께 지니고 있었다. 정호는 가늘고 긴 얼굴에 큰 귀를 가지고 있었는데, 이런 얼굴은 Fragile X syndrome 어린이들의 특징들 중 하나이다.

정호는 언어가 전혀 안 되는 상태였으므로 청각검사 없이 바로 AIT로 들어갔다. 거부감이 심할 거라던 엄마의 예상과는 달리 정호는 순순히 AIT 헤드폰을 썼고, 아무런 저항 없이 10일간의 일정을 마쳤다.

내가 3개월 후 전화하여 정호의 소식을 물었을 때 엄마는 별 변화가 없다고 했다. 그런데 AIT 종료 6개월 시점인 그해 10월 정호 엄마는 정호를 데리고 2차 AIT를 위해 다시 나를 찾았다. 내가 1차 AIT에서 효과를 못 봤다면 2차 AIT도 소용이 없을 거라고 하자 정호 엄마가 얼마 전 일을 얘기해주었다.

"우리도 특별한 변화를 못 느끼고 있었어요. 그런데 이번 여름이 지나면서 찬바람이 불기 시작하자 정호 아빠가 저에게 묻는 거예요. '이번 여름에 우리가 정호 때문에 잠을 설친 날이 하루라도 있었던가?'라고"

지난해까지는 여름이면 밤마다 정호가 깨서 우는 바람에 깊은 잠을 잔 날이 하루도 없었다고 한다. 여름에는 창문을 열고 잠을 자기 때문에 창문을 통해 들어오는 온갖 소음들이 과민한 청각을 지닌 정호에게는 참기 힘든 고통이었을 것이다. 그런데 이제 정호는 청각이 바로잡혀 그 소음들 가운데에서도 곤한 잠을 잘 수 있었던 것이다.

그날로 정호의 2차 AIT가 시작되었다. 그날 정호는 첫 번째 AIT를 받으면서 내가 물을 마시기 위해 들고 있던 컵을 손가락으로 가리키며 물었다.

"그거 꿀물이야?"

내가 이 사실을 대기실의 정호 엄마에게 알리자 정호 엄마가 태연히 말했다. "이제 그 정도 말은 해요. 내년에 학교가야 하는데 그 정도는 해야지요." 내가 물었다. "지난 봄에 왔을 때 정호가 말을 좀 했었나요?" 한참 기억을 더듬던 정호 엄마는 대답했다. "그땐 아무 말도 못했죠."

아이의 언어·학습능력,

청각이 좌우한다

펴 낸 날 2013년 11월 11일

지 은 이 송승일
펴 낸 이 최지숙
편집주간 이기성
기획편집 정연희, 이윤숙, 윤정현
표지디자인 신성일
펴 낸 곳 도서출판 생각나눔
출판등록 제 2008-000008호
주   소 경기도 고양시 화정동 903-1번지, 한마음프라자 402호
전   화 031-964-2700
팩   스 031-964-2774
홈페이지 www.생각나눔.kr
이 메 일 webmaster@think-book.com

• 책값은 표지 뒷면에 표기되어 있습니다.

   ISBN 978-89-6489-236-7   13510

• 이 도서의 국립중앙도서관 출판시도서목록(CIP)은 e-CIP홈페이지(http://www.nl.go.kr/ecip)와 국

  가자료공동목록시스템(http://www.nl.go.kr/kolisnet)에서 이용하실 수 있습니다.

  (CIP제어번호: CIP2013019207)

저자 이메일 aitist@naver.com